Elisabeth Zöller · Brigitte Kolloch · Eva Czerwenka

Ich will mutig sein!

Vorlesegeschichten vom Angsthaben und Sich-Trauen

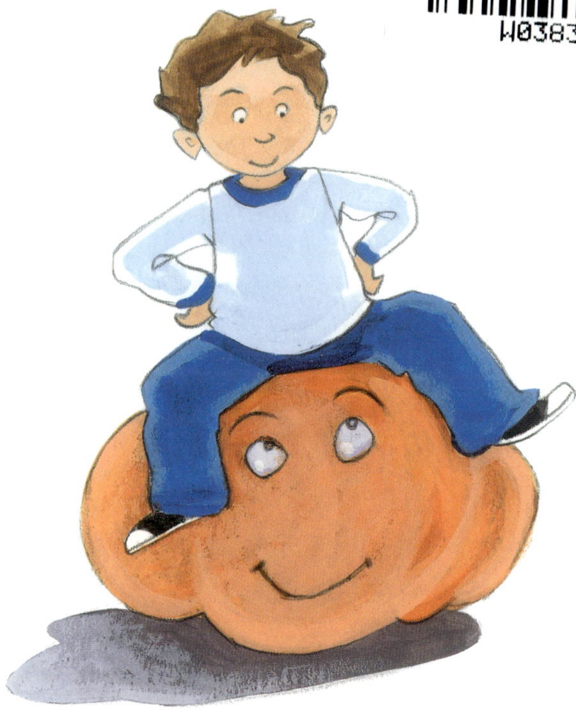

ellermann

Oma, wie wächst eigentlich Mut?

Jana ist das ganze Wochenende bei ihrer Oma. Morgens ist es bei Oma ganz besonders schön. Da sitzt Jana immer im Schlafanzug in die weiche Wolldecke gekuschelt auf der Küchenbank, und Oma bereitet das Frühstück vor.
Da fragt Jana auf einmal: »Oma, wie wächst eigentlich Mut? Wächst der Mut erst so wie eine Erdbeere? So klein? Und so schnell?«
Oma denkt nach.
Jana redet weiter: »Oder wächst der Mut langsamer? So wie ein Apfel. Der blüht im Frühjahr, und im Herbst ist er reif und plumpst einfach ab.« Jana fällt noch etwas ein: »Oder wächst der Mut wie ein dicker, fetter Kürbis, den man futtern, aushöhlen und vor sich hinstellen kann als riesengroßen Mutkürbis?«
Oma sitzt jetzt neben Jana, denkt nach und rührt in ihrem Kaffee.

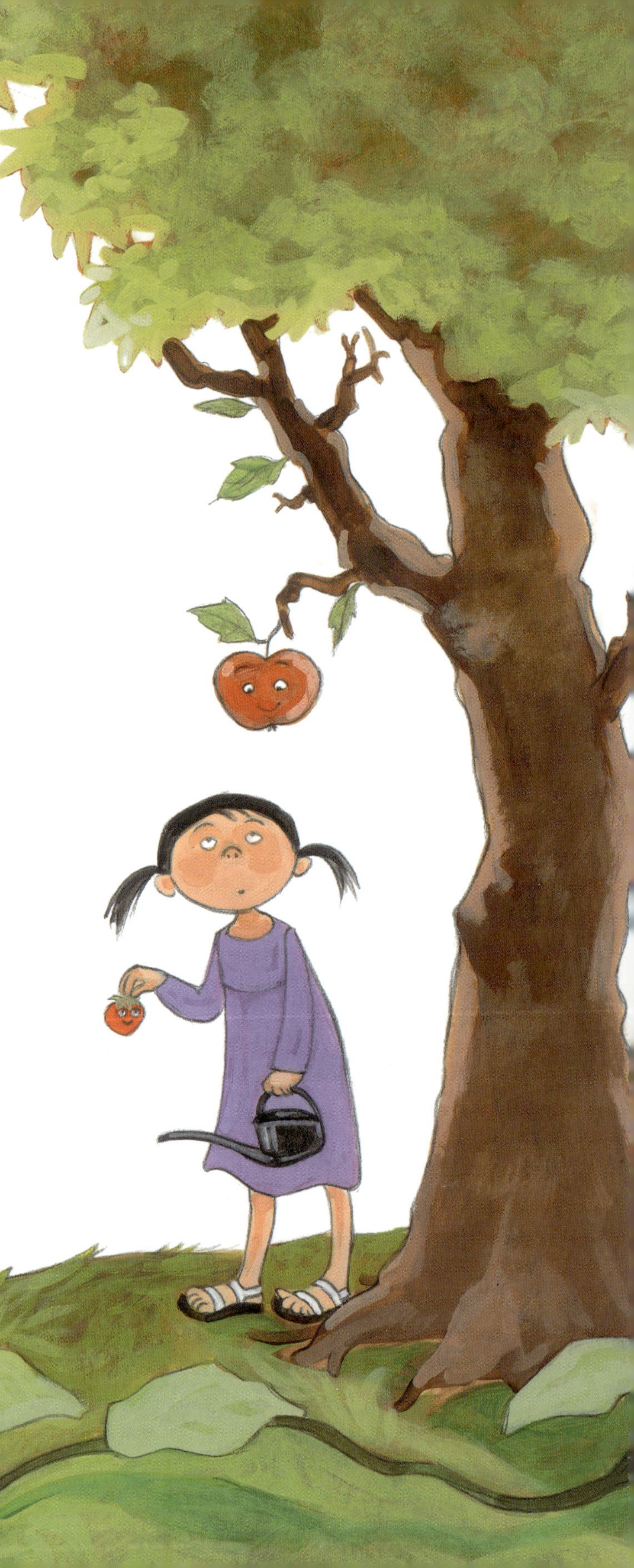

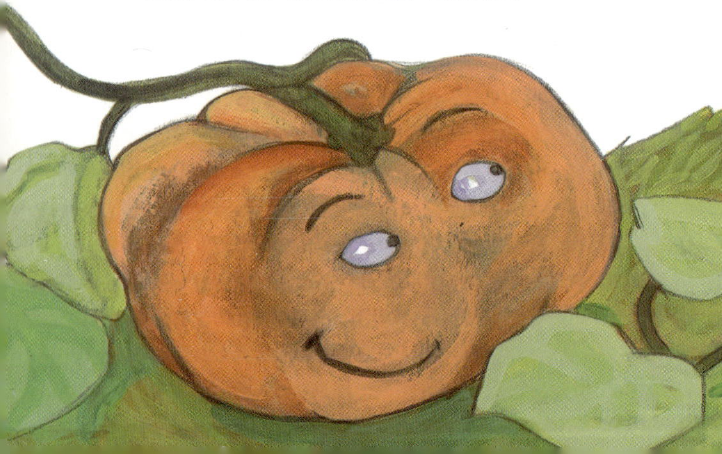

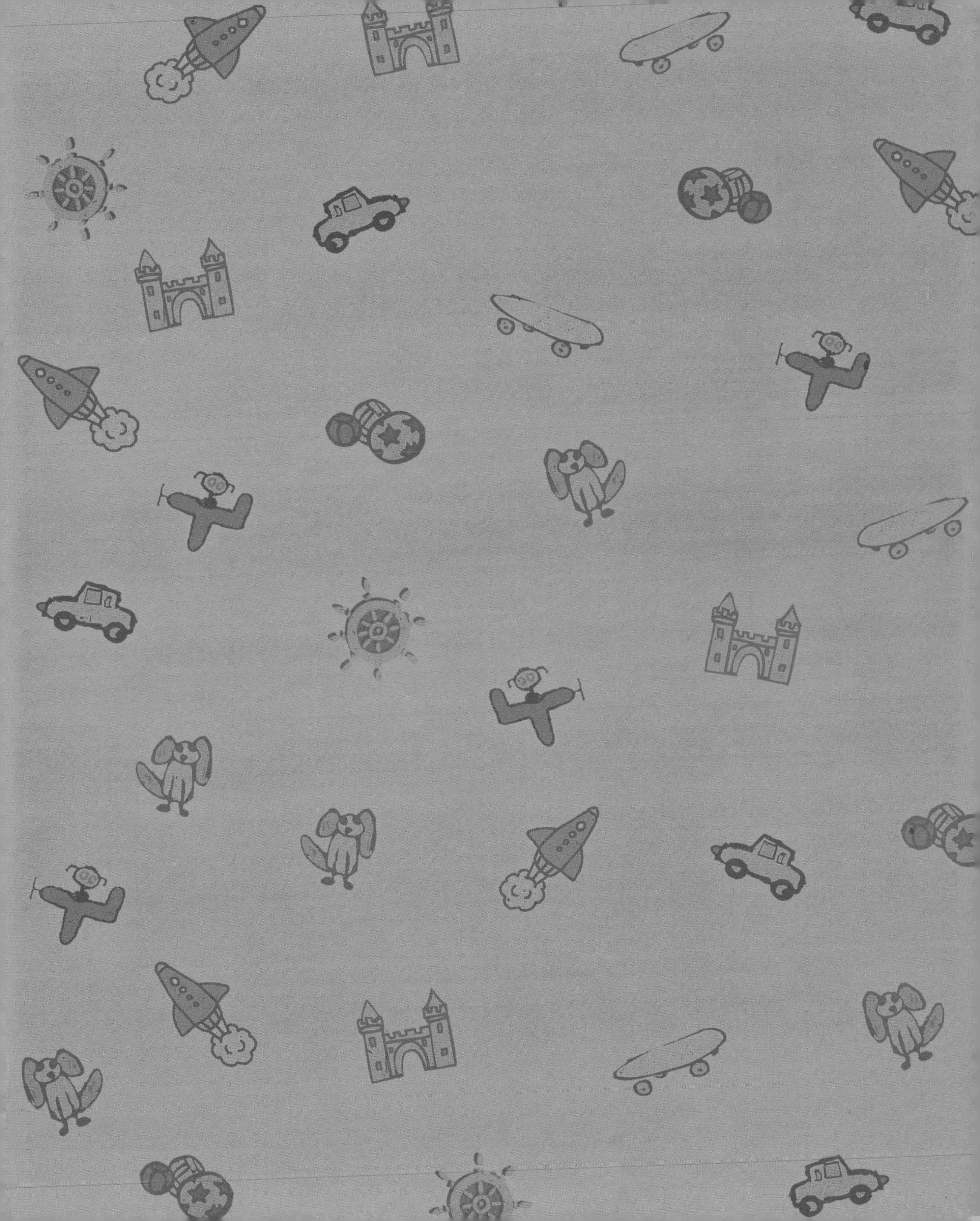

Von Elisabeth Zöller und Brigitte Kolloch sind in dieser Reihe erschienen:

Ich will aber nicht! – Vorlesegeschichten vom Trotzigsein und Sich-Verstehen

Ich bin ein richtiger Junge! – Vorlesegeschichten von Tobe-Schmusern und Kuschel-Kerlen

Du hast angefangen! – Vorlesegeschichten vom Streiten und Sich-Vertragen

Ich will mutig sein! – Vorlesegeschichten vom Angsthaben und Sich-Trauen

Ich bin ganz schön wütend! – Vorlesegeschichten vom Wütendsein und Einander-Verstehen

Stopp, das will ich nicht! – Vorlesegeschichten vom Neinsagen und Grenzen-Ziehen

Wir sind dicke Freunde! – Vorlesegeschichten vom Zusammenhalten und Abenteuer-Erleben

Brigitte Kolloch, 1975 geboren, hat schon als Kind gerne Geschichten erzählt und aufgeschrieben. Nach einer Ausbildung zur Kinderkrankenschwester arbeitet sie heute auf einer Intensivstation für Frühgeborene. Sie hat nie aufgehört zu schreiben und ihre Bücher erscheinen bei verschiedenen Kinderbuchverlagen.

Elisabeth Zöller, geboren 1945, träumte schon als Kind davon »später« zu schreiben. Sie studierte Deutsch, Französisch, Kunstgeschichte und Pädagogik in München, Lausanne und Münster. Mit dem Schreiben begann sie 1989 nach 20 Jahren als Lehrerin an verschiedenen Gymnasien. Ihre Bücher wurden in verschiedene Sprachen übersetzt und mit vielen Preisen ausgezeichnet.

Eva Czerwenka, geboren 1965 in Straubing, studierte Bildhauerei an der Kunstakademie München. Seit 1992 ist sie freischaffend als Illustratorin für verschiedene Verlage und als Bildhauerin tätig.

Einband und farbige Illustrationen von Eva Czerwenka
Reproduktion: Domino, Lübeck
Druck und Bindung: J. P. Himmer, Augsburg
Printed in Germany 2007
ISBN 978-3-7707-5963-7

www.ellermann.de

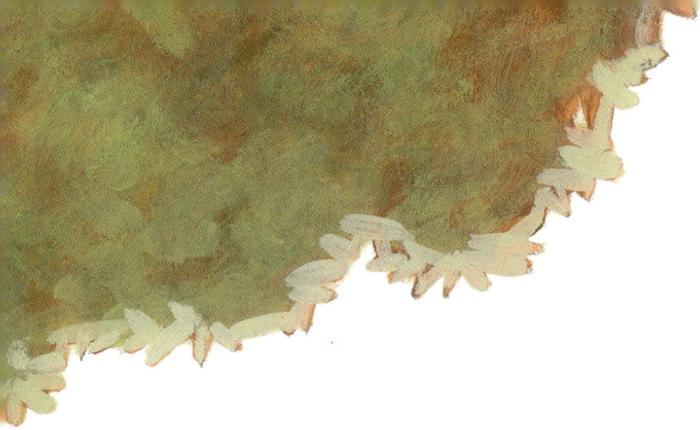

»Das ist gar nicht so schlecht, Jana, was du da gesagt hast. So ähnlich wie die Erdbeere, der Apfel oder der Kürbis wächst auch der Mut in den Menschen. Jedes Mal, wenn du mutig bist, ist da ein kleines Kribbel-Krabbel-Gefühl im Bauch. Dieses kleine Kribbel-Krabbel-Angstgefühl überwindest du. Du springst einfach drüber weg. Das ist erst kleiner Erdbeer-Mut. Ein anderes Mal schaffst du schon mehr, es dauert vielleicht auch länger. So dick wie ein Apfel ist dann der Mut.«

Jana lässt unter der warmen Kuscheldecke ihren Zeh kreisen.

»Du, Oma, weißt du noch, wie ich zum ersten Mal alleine im Kindergarten war? Ich sollte nur beim Stuhlkreis mitmachen. Und Mama hat vor der Tür gewartet. Aber trotzdem fand ich das total aufregend und hatte Angst. Aber ich hab es geschafft! Das war super!«

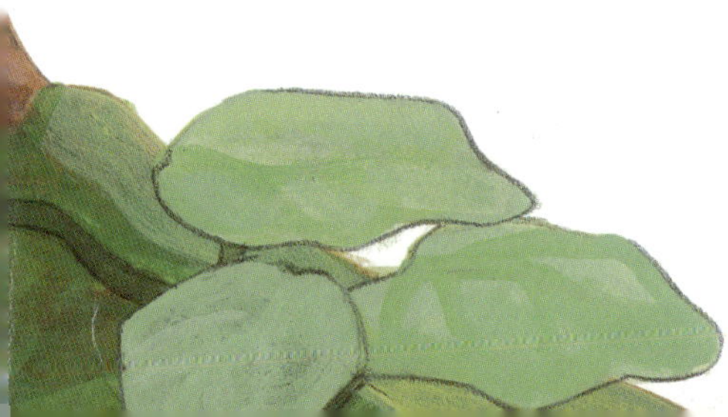

»Aber danach«, sagt Oma, »hast du auch mal wieder weinend auf Mamas Arm gehangen und wolltest nicht im Kindergarten bleiben.«

Jana nickt.

»Einmal Mut heißt nicht immer Mut«, sagt Oma, »und der Mut kann auch immer wieder kleiner werden.«

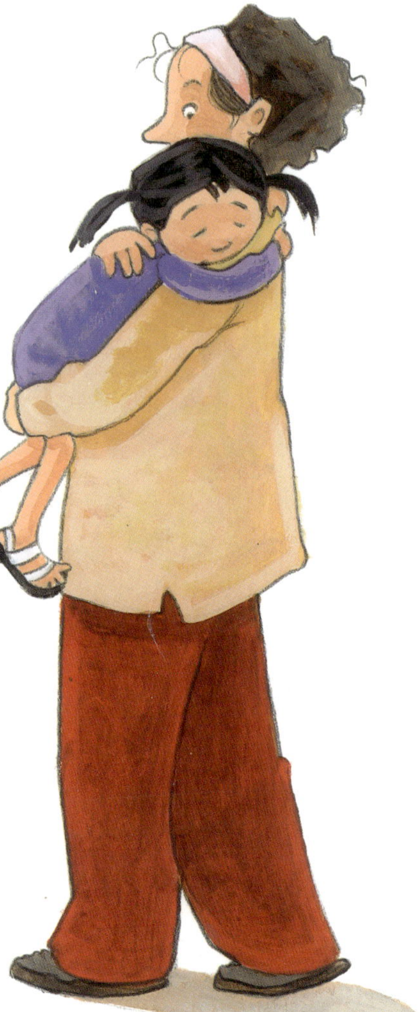

»Beim nächsten Mal«, erzählt Jana weiter, »da bin ich aber sogar ab dem Frühstück alleine geblieben. Da war der Mut – flutsch – wieder da. Der Mut war dann schon fast so groß wie ein Apfel.«
Jetzt überlegt Oma, und dann sagt sie: »Dein Mut ist noch weiter gewachsen, so dick wie ein Kürbis ist er gewachsen, als du dem kleinen Moritz in der Gruppe geholfen hast. Den haben die großen Jungs ausgelacht. Als du sahst, dass Moritz weinte, bist du zu den Großen gegangen und hast ihnen gesagt: ›Ihr seid fies, feige und doof. Und jetzt verzieht euch mal ganz schnell, und lasst den Kleinen in Ruhe.‹ Und hast du nicht gesehen, waren alle weg. Du hattest Mut, du hattest etwas ganz Großes geschafft. Und der Moritz wurde davon auch stärker. Das war ein Mut, der war so groß gewachsen wie ein Kürbis.«
Jana lässt jetzt den anderen Zeh kreisen, und dann sagt sie zur Oma: »Also wächst der Mut im Kopf, im Bauch und im Herzen, erst ganz klein, dann größer, dann so dick wie ein Kürbis. Und man fühlt sich immer stärker und stärker. Und man übt weiter und weiter.«
»Und der Mut kann auch wieder zusammenfallen«, sagt Oma. »So wie Erdbeeren und Äpfel und Kürbisse nur im Sommer und Herbst wachsen, so gibt es auch Zeiten, wo der Mut mal nicht so wächst.«
»Da muss einem geholfen werden, zum Beispiel von einer lieben Oma.« Und Jana kuschelt sich jetzt auf Omas Schoß.
Da hat Oma eine Idee: »Weißt du, was wir heute machen? Eine Kürbissuppe.«
»Au ja. Und dann höhlen wir ihn aus und stellen ihn mit einer Kerze drin ans Fenster. Das ist dann unser Mutzeichen!«

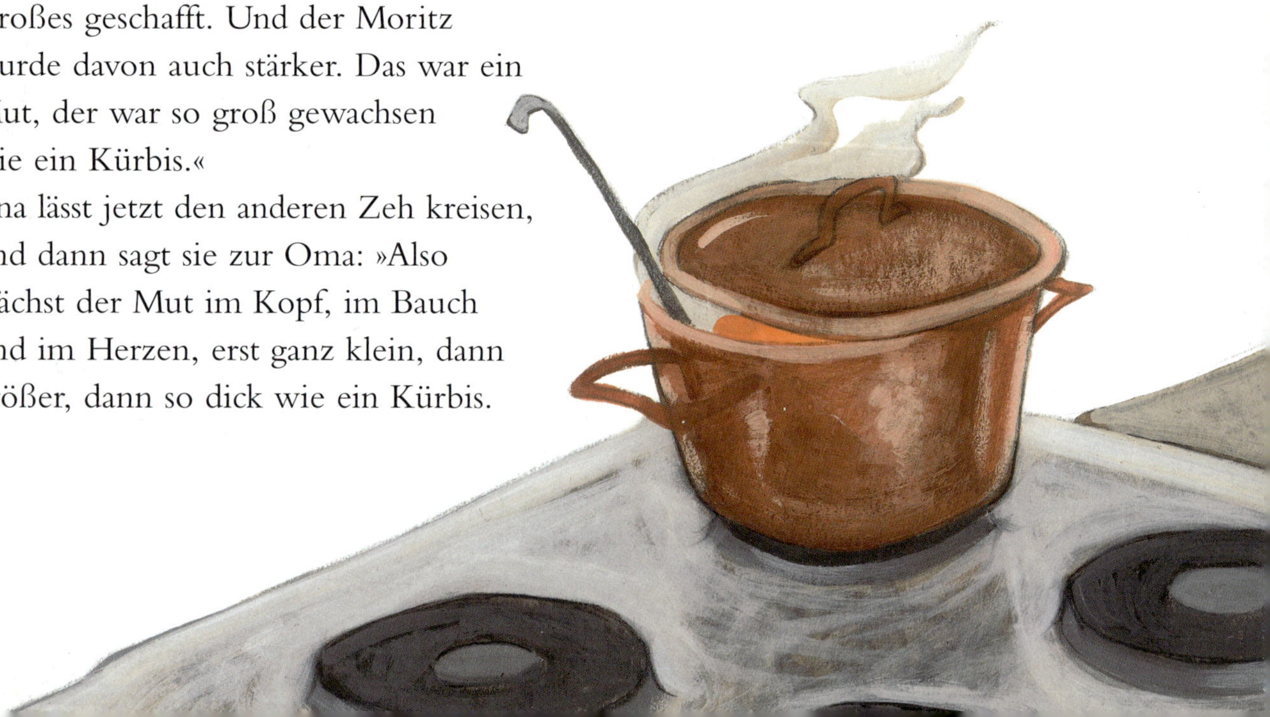

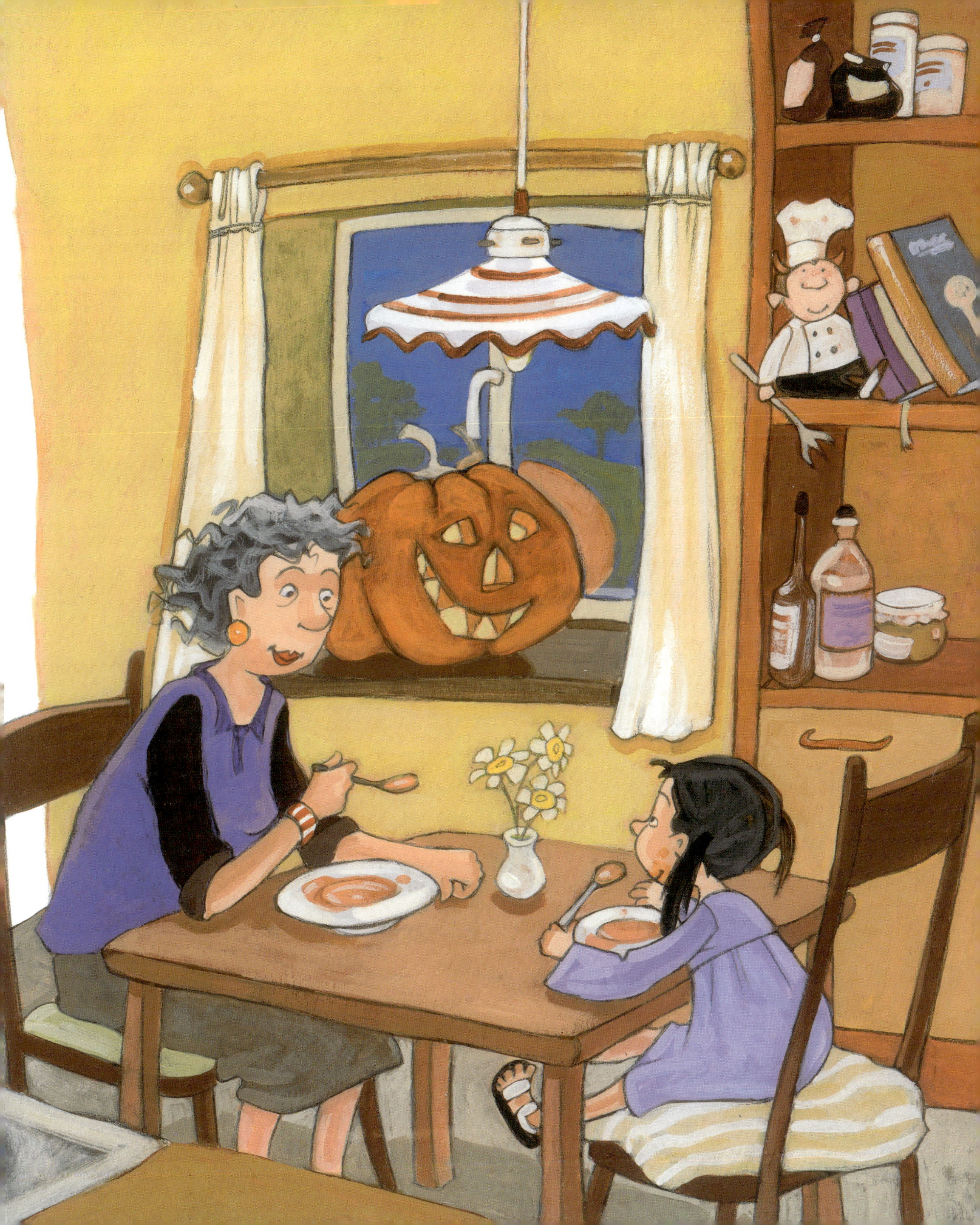

Übermut ist niemals gut

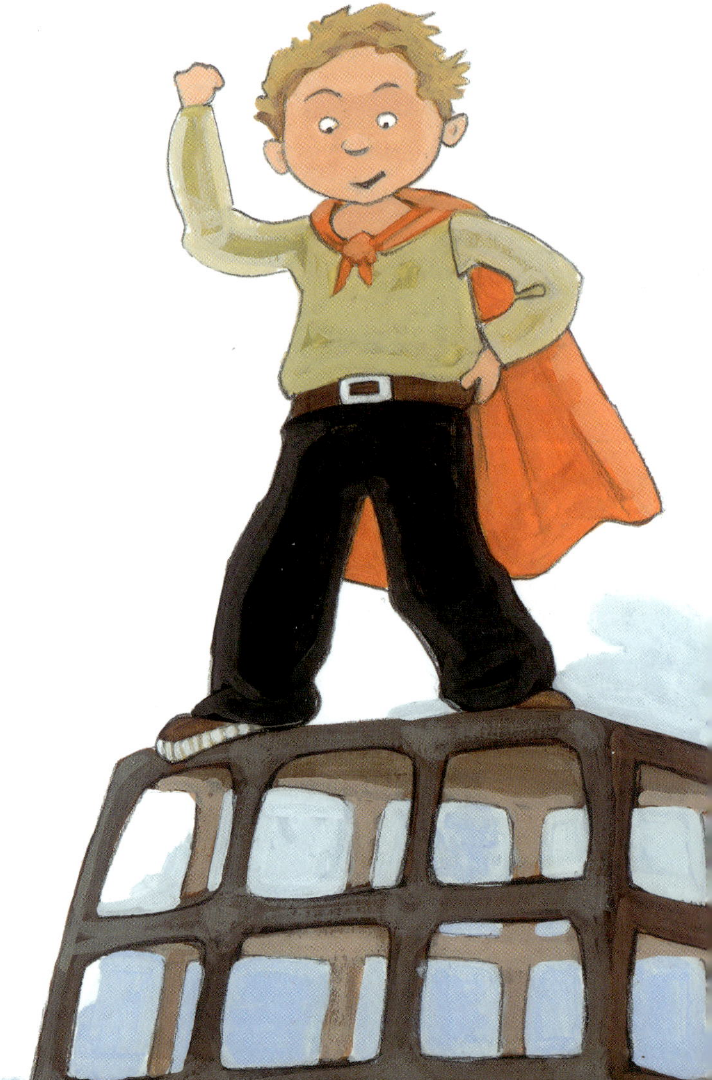

»Hei, Oskar will vom Kletterturm springen! Guckt mal!«
Und tatsächlich, da steht Oskar oben auf dem hohen Kletterturm und fühlt sich richtig stark: »Hey, ihr Zwerge da unten! Ich springe gleich hier runter!! Alle hergucken!«
Oskar springt. Er kommt im Sand auf, steht auf, schüttelt sich, verzieht das Gesicht – und strahlt. Er schreit: »Wer ist so mutig wie ich? Alle, die springen, dürfen in meine Bande!«
Emil würde ja gerne in Oskars Bande, wirklich. Ob ihn dann alle toll und mutig finden?! Das wäre nicht schlecht. Aber vom Kletterturm springt er nicht. Außerdem hat Mama das verboten.

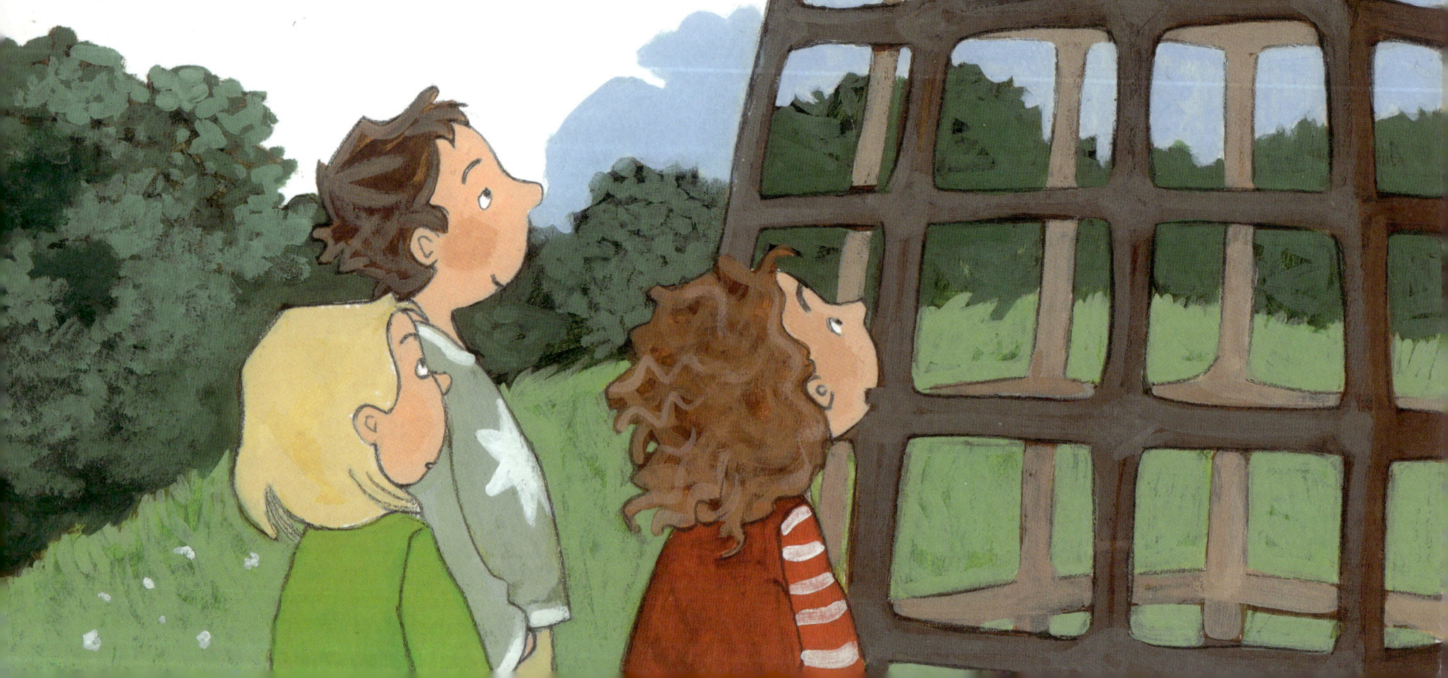

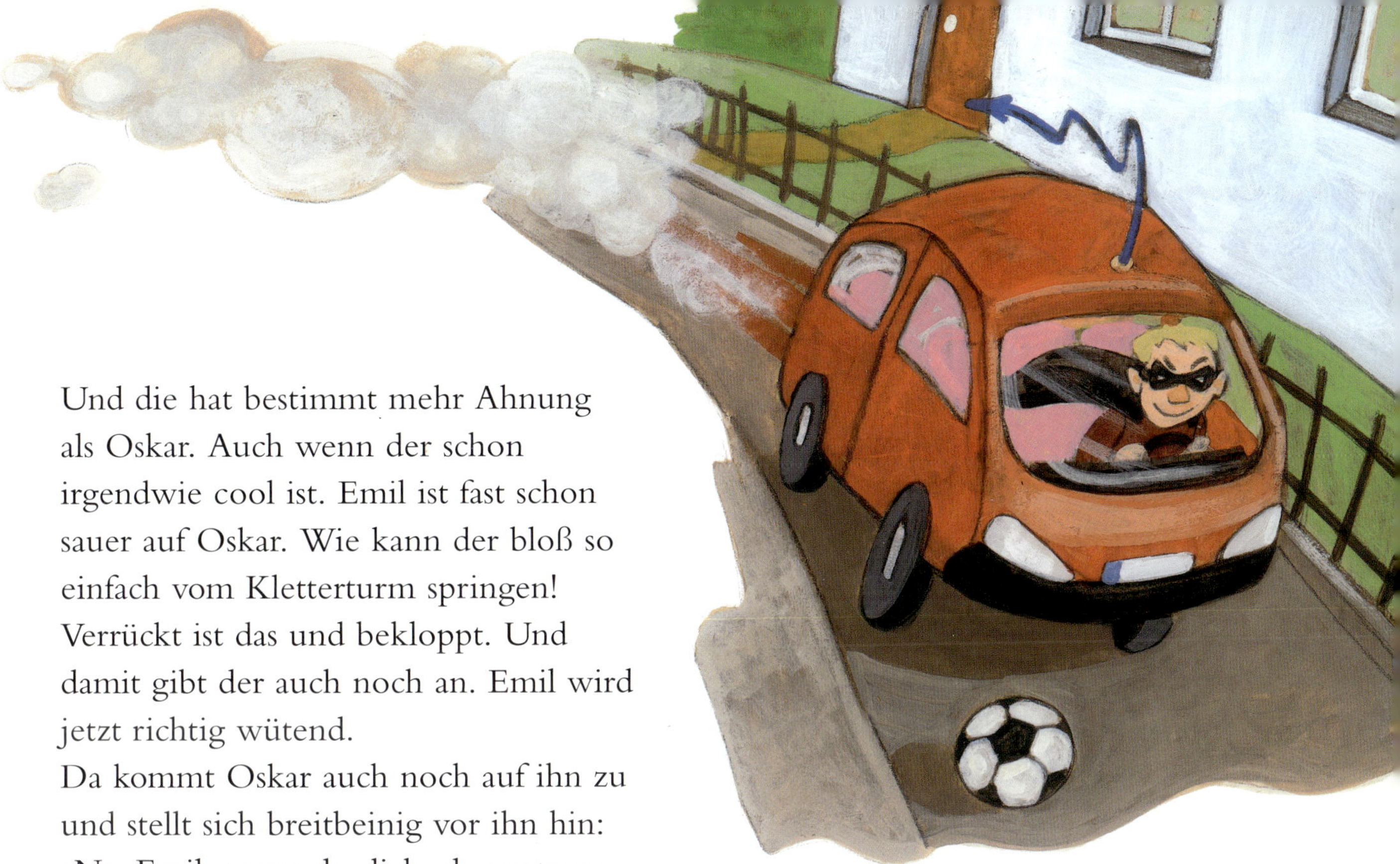

Und die hat bestimmt mehr Ahnung als Oskar. Auch wenn der schon irgendwie cool ist. Emil ist fast schon sauer auf Oskar. Wie kann der bloß so einfach vom Kletterturm springen! Verrückt ist das und bekloppt. Und damit gibt der auch noch an. Emil wird jetzt richtig wütend.
Da kommt Oskar auch noch auf ihn zu und stellt sich breitbeinig vor ihn hin: »Na, Emil, traust du dich, da runterzuspringen?«
Emil steht unentschlossen da. Puh! Aber ein Feigling ist Emil nicht. Auf keinen Fall.
Da fällt ihm plötzlich ein Satz von Papa und Peter, seinem großen Bruder, ein: »Übermut ist niemals gut.«
Das haben die beiden gesagt, als in einem Fernsehfilm so ein starker Kerl was ganz Verrücktes gemacht hat. Der ist mit seinem Auto auf einer kleinen Straße mitten durch ein Wohnviertel gerast.
»Da ist aber echt eine Grenze«, hatte Papa gesagt. »Der gefährdet andere und sich selbst.«
»Was ist jetzt?«, fragt Oskar ungeduldig. Er steht direkt vor Emil. Neben ihm Nena, Luise und Paul. Die wollen auch springen.
Emil holt ganz tief Luft und sagt dann laut: »Übermut ist niemals gut.« Und dann sagt er wie von selbst: »Da kann ja sonst was passieren, wenn da einer runterspringt. Ich bin doch nicht blöd!«

Oskar stutzt kurz und grinst dann breit: »Feigling.«
»Hihihi, der ist doof und feige«, lachen auch Nena und Paul.
»Ist der gar nicht«, sagt Jenny, die mit Lotte dazukommt.
Und Fynn ruft dazwischen: »Ich finde den Emil superstark, weil der euren Blödsinn einfach nicht mitmacht.«
»Noch so ein dummer Feigling, der quasselt, weil er sich nicht traut zu springen!«, höhnen Oskar und Paul.
Aber Fynn lässt sich nicht beirren: »Und wisst ihr, was ich vorschlage: Wir, Emil, Lotte, Jenny und ich, gründen die echte Mutbande. Ihr könnt ruhig eure Übermutbande gründen. Ich mach da nicht mit.«
»Iiih, ist der doof«, Oskar zeigt auf Fynn, »der ist doch gar nicht mutig.«
»Doch, der ist richtig mutig. Der ist so mutig wie Emil, weil der sich gegen euch und eure blöde Springerei stellt«, sagt Lotte.
»Wir haben echten Mut«, sagt Emil und stellt sich mit Fynn vor ihre Bande.
Da stellt sich Oskar vor seine Bande und ruft: »Nein! Wir haben Mut, ihr Feiglinge.«
»Nein, Mut heißt nämlich nicht, dass man gefährliche Sachen macht«, sagt Fynn.
»Quatsch, wer mutig ist, darf alles. Wir sind mutig.«
»Ihr seid übermütig. Wir sind mutig«, sagen Emil und Fynn.
Wer hat denn jetzt Recht? Oskar oder Emil und Fynn?

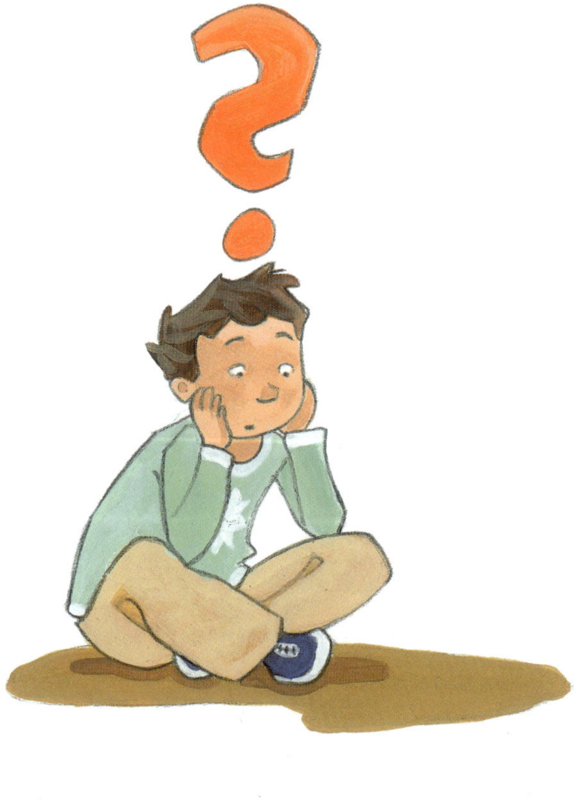

Lotte kauft alleine ein

Mama hat sich auf die Couch im Wohnzimmer gelegt, weil sie sich schlecht fühlt. Hoffentlich bekommt sie keine Grippe, wie Lotte sie gerade hatte.
»Ob du alleine ein bisschen einkaufen kannst?«, fragt Mama Lotte.
Lotte nickt.
Mama schaut ihr großes Mädchen an. »Ich bin richtig stolz auf dich, Lotte. Du weißt ja, bei der Fußgängerampel wartest du auf Grün, guckst, ob wirklich alle Autos halten, und gehst dann zügig über die Straße. Versprochen?«
Mama holt tief Luft. »Danach gehst du einfach die Straße hinab bis zum großen Bäckerladen.«
»Zum großen Bäckerladen soll ich gehen?«, fragt Lotte.
»Mhm, ja«, sagt Mama, »da holst du leckere Brötchen und etwas Kuchen, dann machen wir's uns gemütlich.«
»Au ja«, sagt Lotte, »und den Weg zum Bäcker kenn ich ja.«
Mama gibt ihr Geld: »Hol bitte drei weiße Brötchen, fünf Körnerbrötchen und zwei Berliner.«
»Mit Pflaumenmus?«
»Ja«, sagt Mama nickend, »die mit Pflaumenmus sind am leckersten.«
Lotte geht los. Als Erstes geht sie, wie sie das Mama versprochen hat, zur Fußgängerampel. Sie drückt auf den Knopf. Dabei sagt sie sich auf: »Drei weiße Brötchen, fünf Körnerbrötchen, zwei Berliner mit Pflaumenmus.«
Mama hat es ihr vorsichtshalber noch mal auf einen Zettel geschrieben. Der ist in ihrer Hosentasche. Aber sie ist ja kein Baby mehr.

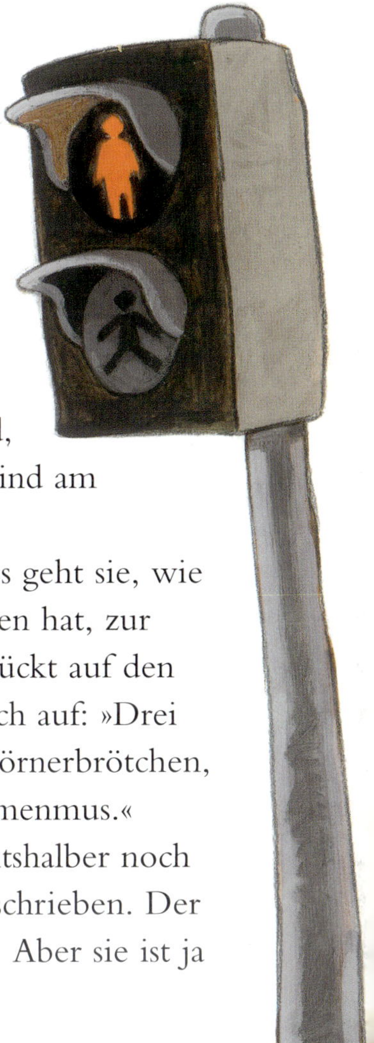

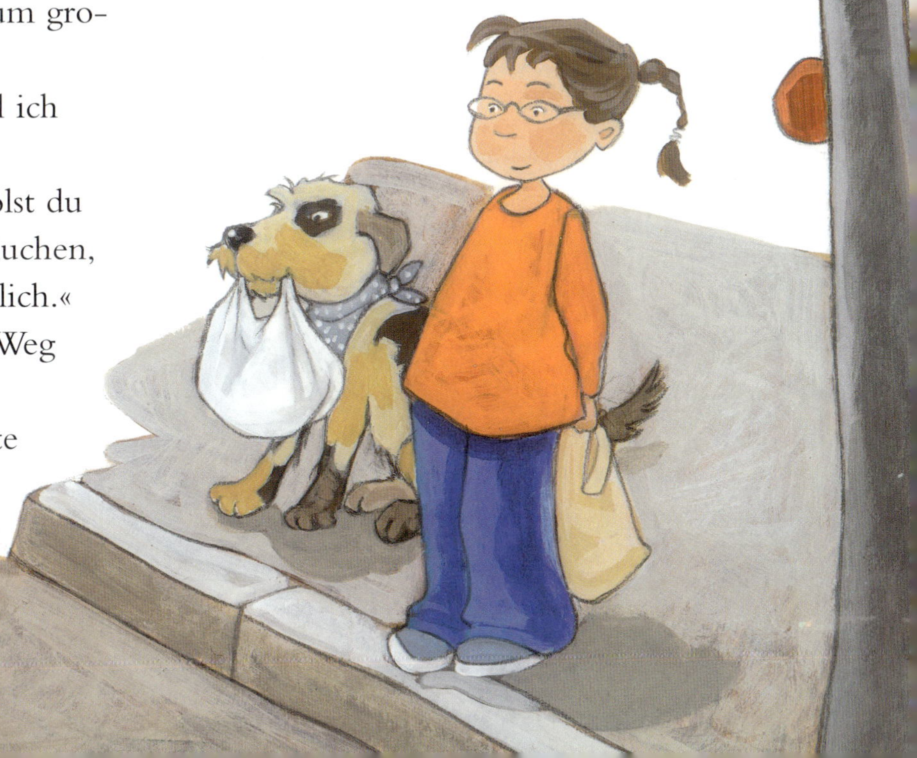

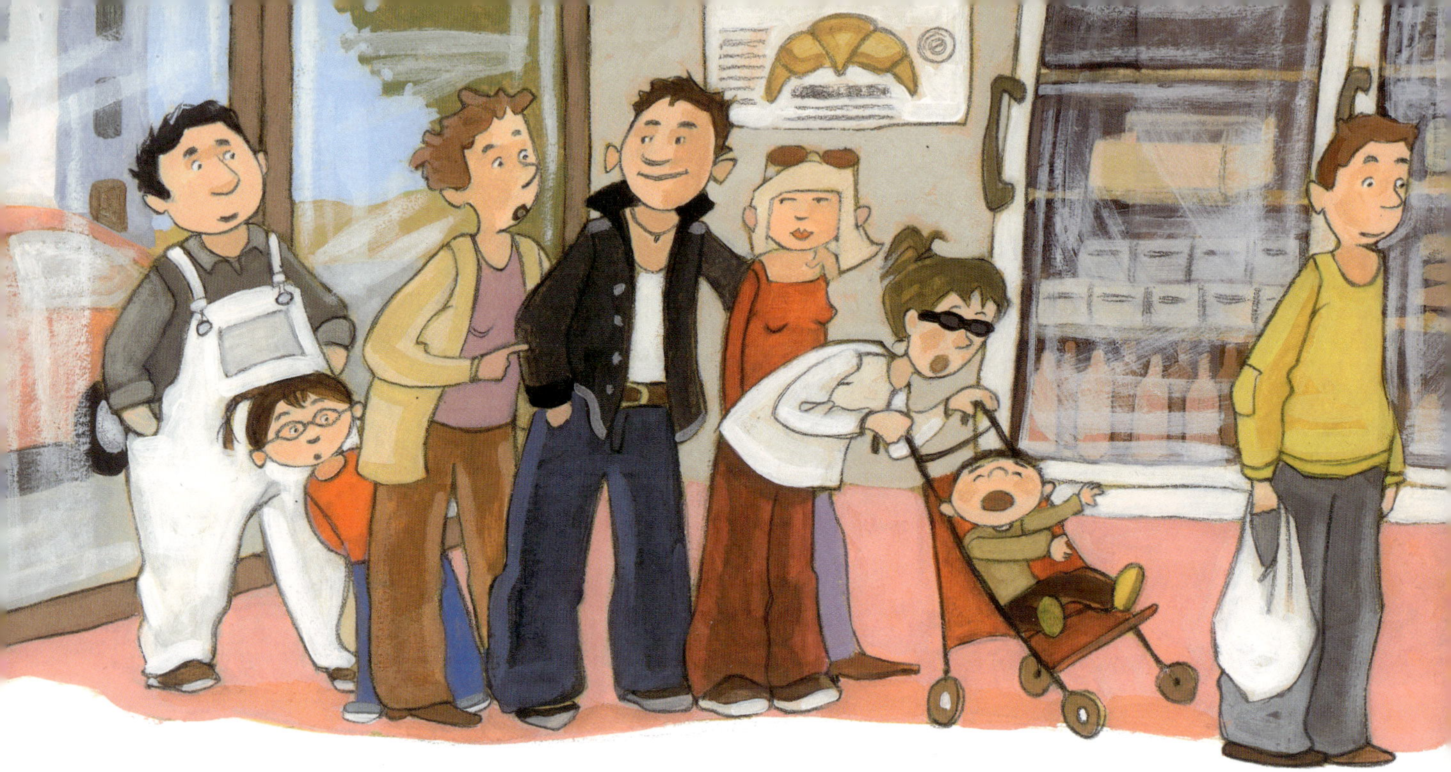

Bei Grün geht Lotte auf die andere Seite und sagt sich weiter vor: »Drei Weiße, fünf Körner, zwei Berliner.« Oder waren das fünf Berliner und drei Weiße? Jetzt ist bestimmt etwas durcheinander geraten. Der Zettel steckt in der Tasche. Aber sie ist ja kein Baby mehr.
Und da ist sie schon beim Bäcker. Im Laden ist es ganz schön voll. Sie sagt sich weiter auf: »Zwei Weiße, drei Körner, fünf Berliner.« Ja, so war es richtig. Sie wollten es sich ja mit Berlinern gemütlich machen, Mama und sie.
Lotte stellt sich in die Schlange. Vor ihr sind nur dicke Popos und Bäuche, und über den Tresen kann sie auch nicht gucken. Es ist ganz schön eng. Da drängt sich auch noch eine Frau dazwischen. Aber Lotte nimmt sich vor: Danach bin ich dran. Hoffentlich kann die Verkäuferin sie überhaupt sehen.
Jetzt ist es so weit. Der Mann hinter ihr will doch tatsächlich den Mund aufmachen, aber da meldet sich Lotte und sagt: »Ich bin dran, ich war sogar eben schon dran.« Das ist ganz schön mutig von Lotte. Jetzt muss sie sagen, was sie möchte: »Fünf weiße, zwei Körner und fünf Berliner mit Pflaumenmus.«

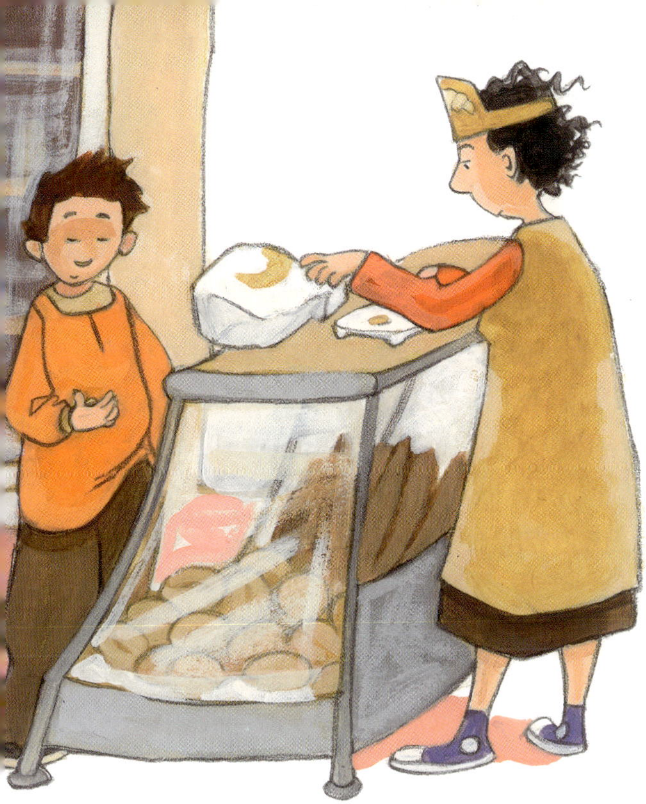

Der ist aber nett, denkt Lotte und schaut zu dem Mann hoch.
»Danke«, sagt sie. Und dann überlegt sie. Sollte sie vielleicht drei Berliner oder noch weniger holen? Aber sie will ja schließlich mit Mama ein Berliner-Fest machen. Also nimmt sie ihre Tüten, tut sie in den Leinenbeutel, hängt den über die Schulter und rennt ganz schnell zurück bis zur Ampel, bei Grün geht sie über die Straße und läuft weiter bis zur Haustür. Sie hat sogar einen Schlüssel bei sich. Lotte rennt die Treppe hinauf, macht die Wohnungstür auf und stellt die Tasche vor Mama auf den Tisch: »Fünf Weiße, zwei Körner und fünf Berliner.«
»Das hast du aber klasse gemacht«, sagt Mama. »Da können wir ja das reinste Berliner-Fest machen! Toll, dass du ganz alleine einkaufen kannst!«

Die Verkäuferin packt alles ein. Lotte gibt ihr das Geld.
Da sagt die Verkäuferin: »Du, das ist ein bisschen zu wenig Geld.«
»Wie viel fehlt denn?«, fragt der Mann hinter ihr.
»30 Cent.«
»Die zahle ich.«

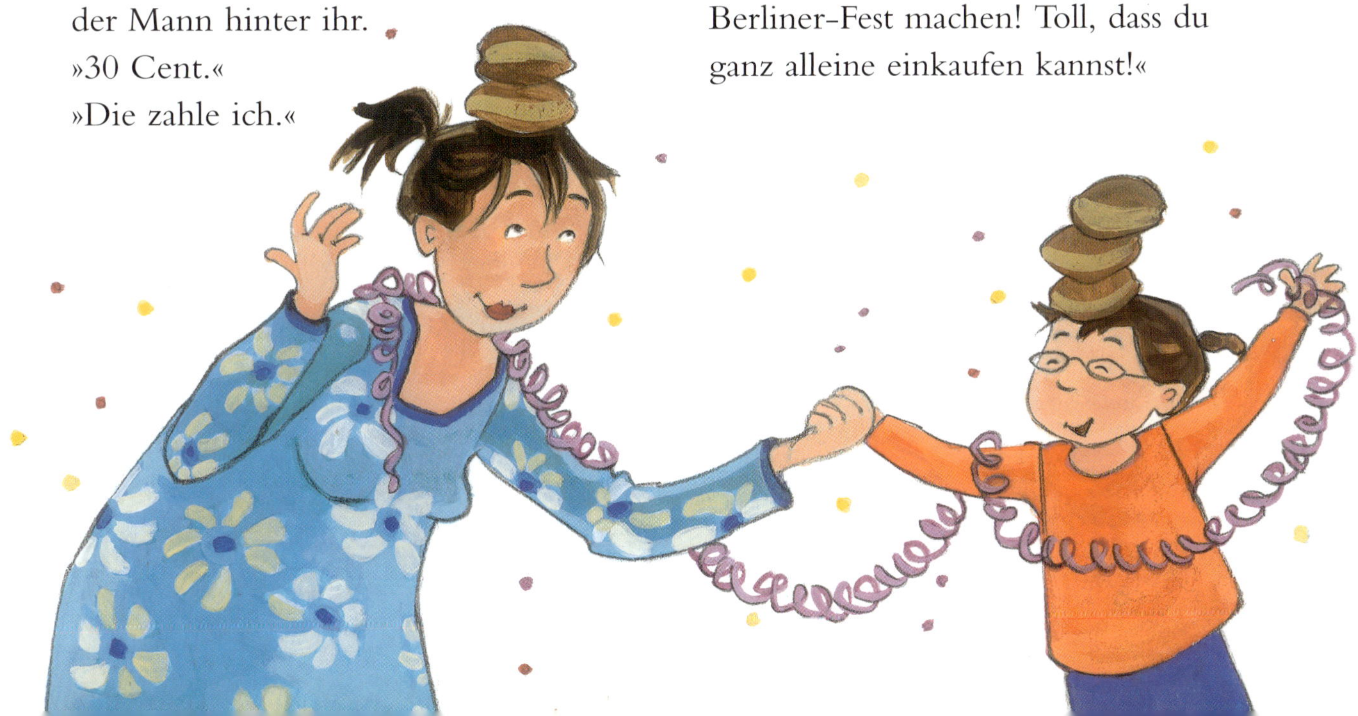

Ein ganz besonderer Kuchen für Mama

»Was soll denn das sein?«
»Das ist doch niemals ein Kuchen!«
Tobias hat einen Kuchen gemacht für seine Mama zum Muttertag. Und er ist ganz stolz darauf. Aber jetzt rufen im Kindergarten alle durcheinander, dass sein Kuchen kein richtiger Kuchen ist. Dabei hatte Tobias sich doch etwas ganz, ganz Besonderes überlegt.
Mama isst nämlich gerne saure Sachen und manchmal auch gerne etwas Süßes. Und deswegen hat Tobias die viereckige Form von zu Hause mit in den Kindergarten gebracht.
Muttertagsgeschenke muss man ja heimlich machen. Tobias will Mama schließlich überraschen.
Zuerst hat Tobias die Form mit Pappe in vier Teile geteilt. Dann hat er in die eine Ecke Kekse, Schokolade und Smarties übereinander geschichtet. Das ist die süße Ecke. Daneben hat er eine saure Ecke gemacht mit Chips, Salzbrezeln, sauren Küsschen und Kräckern dazwischen. Das sieht ganz, ganz toll aus. Für die dritte Ecke hat er einen Gutschein gemalt: »Gutschein für Mama: einmal Einkaufen ohne Quengeln und Stress«. Die Erzieherin hat das für ihn geschrieben. Und auch für die vierte Ecke hat Tobias einen Gutschein gemacht - für einen Tobias-und-Mama-Nachmittag.
Da können die anderen jetzt ruhig lachen. Er hat den tollsten Kuchen der Welt. Und die anderen Kuchen, die normalen, die sind doch nach einer Stunde aufgefuttert. Aber sein Kuchen mit dem Tobias-und-Mama-Nachmittag, von dem hat man lange etwas. So ein Gutschein, der hält ganz, ganz lange und ist extra für Mama erfunden. Da können die anderen so viel lachen, wie sie wollen.

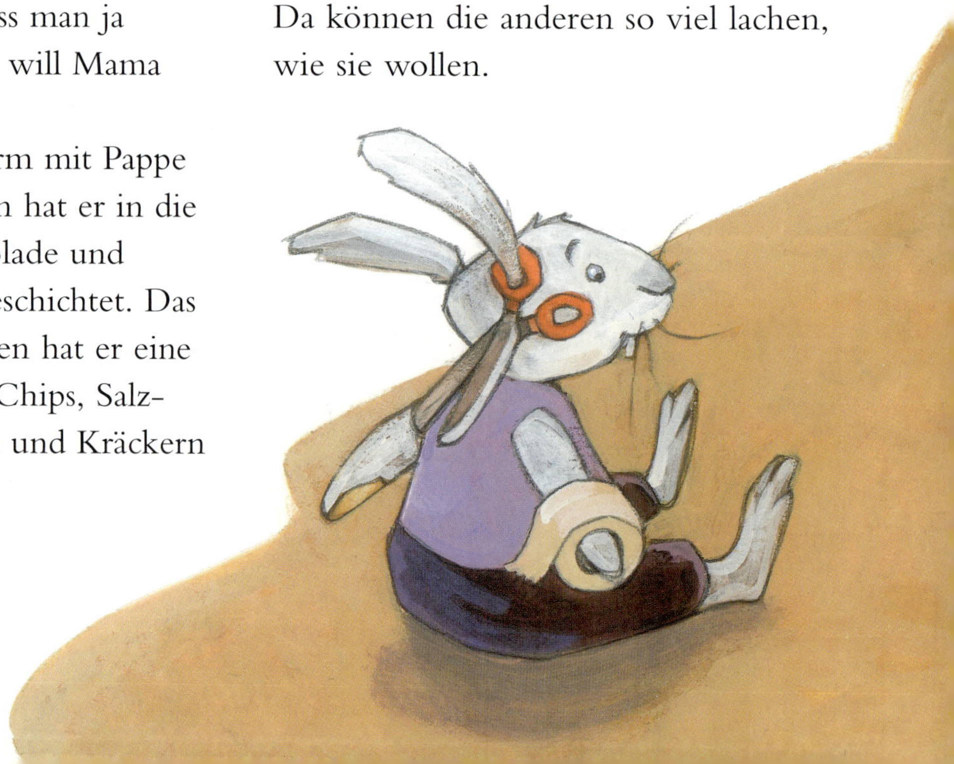

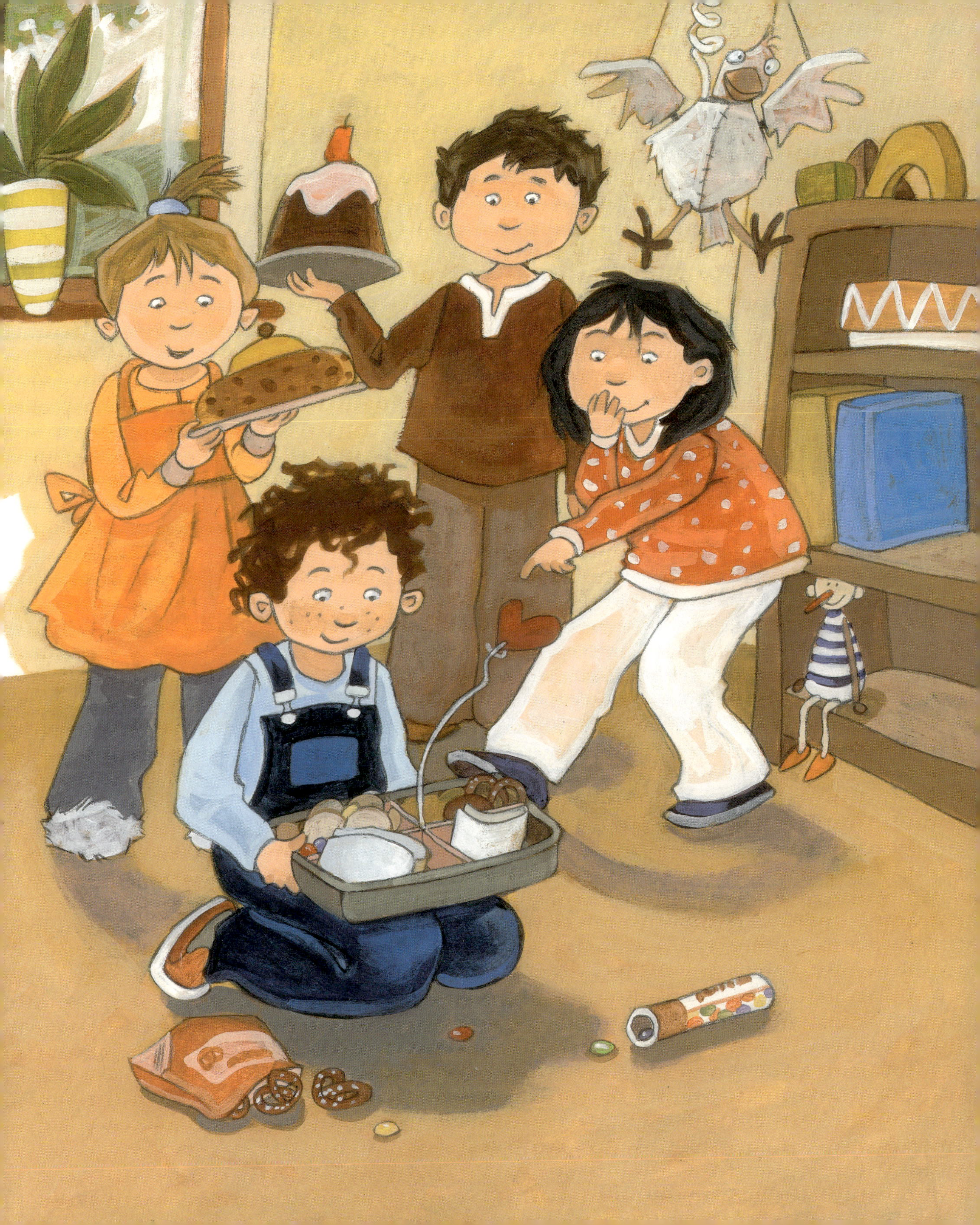

Als Tobias an dem Montag nach Muttertag wieder in den Kindergarten kommt, wollen alle wissen, wie es war mit dem Kuchen.
»Toll«, sagt Tobias. »Das Einkaufen ohne Quengeln und Stress machen wir nächste Woche. Da wollen wir nämlich zusammen los, und Mama will mal richtig einkaufen. Und ich, ich pass dabei im Kaufhaus in der Spielecke auf meine kleine Schwester auf. Die ist nämlich erst zwei Jahre alt und noch ein echtes Baby.«
»Das ist ein wirklich echtes Geschenk«, hat Mama gesagt. »Mit so einem Muttertagsgeschenk hätte ich nicht im Traum gerechnet.«
Als Tobias erzählt hat, wie sehr sich seine Mutter über den Kuchen gefreut hat, da lacht keiner mehr. Und Tobias ist richtig stolz auf seinen ganz besonderen Muttertagskuchen.

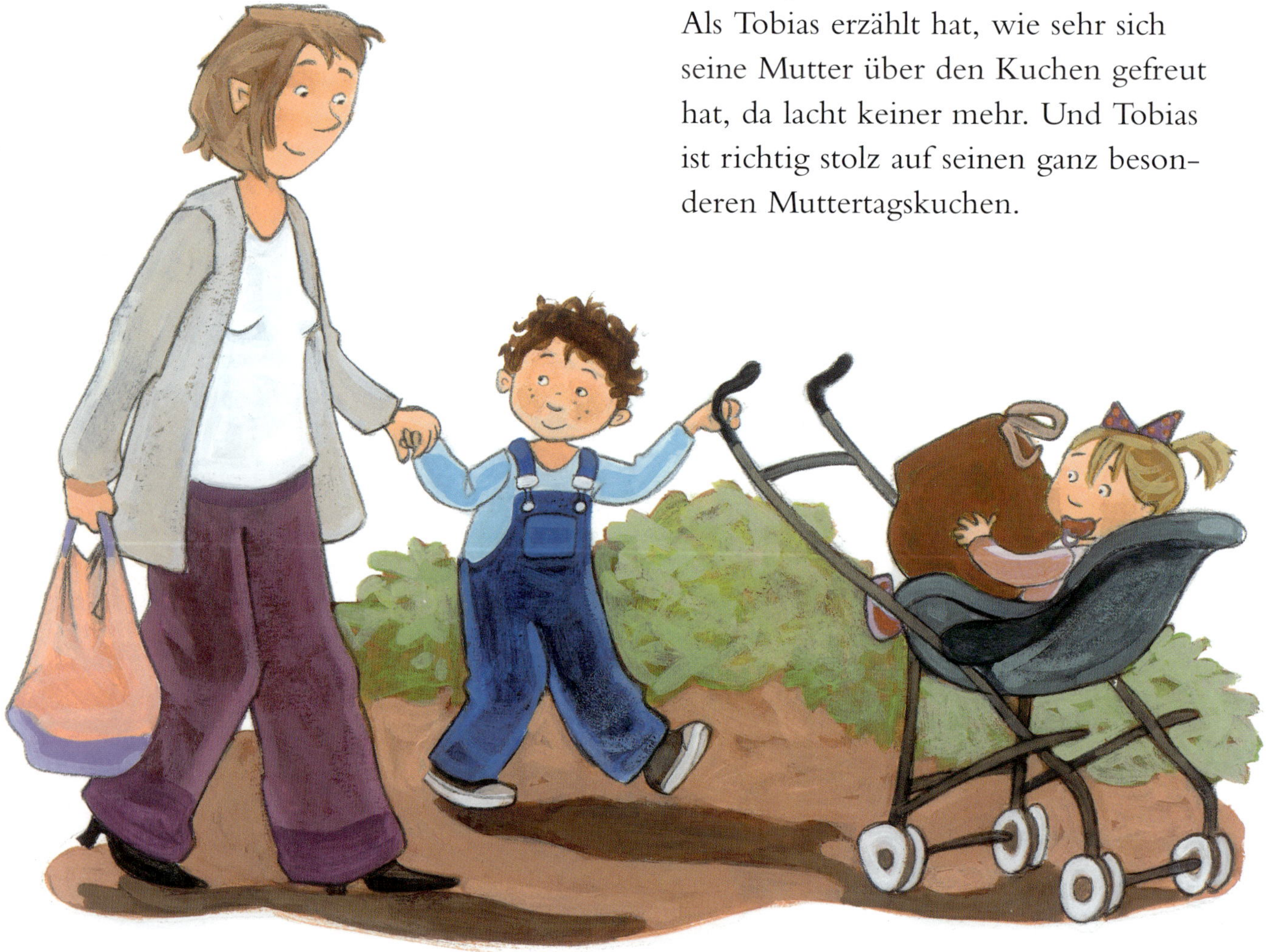

Bei Paula schlafen

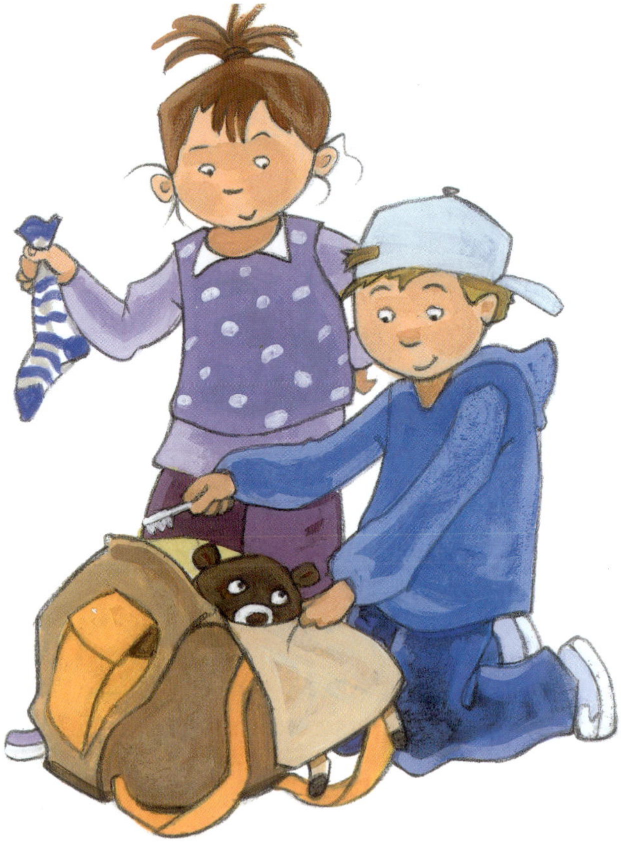

Leo und Paula sitzen auf Paulas Hochbett.
»Willst du heute Nacht hier schlafen?«, fragt Paula plötzlich.
»Au ja«, sagt Leo.
Sie rennen sofort zu Paulas Mama und fragen. »Prima Idee!«, sagt sie.
Danach rennen sie zu Leos Papa nach nebenan und fragen. »Prima Idee«, sagt er.
Und schon packen sie Leos Rucksack: Eine Zahnbürste muss hinein und der Bär, den braucht Leo zum Schlafen. Ein Schlafanzug, frische Unterwäsche für den nächsten Tag und Hausschuhe. Als sie fertig sind, rennen sie zurück zu Paula.
»Erzählt deine Mama dir abends auch immer Geschichten?«, will Leo wissen.
»Ja«, sagt Paula. »Klar.«
Sie machen aus dem Bett eine Kuschelhöhle, so richtig mit Vorhang, und jeder hat eine Taschenlampe.
Abends, als Leo und Paula schon im Bett liegen, klettert Paulas Mama zu ihnen aufs Hochbett. Mama erzählt ihnen eine Geschichte von einem Jungen und einem Mädchen. In der Geschichte übernachtet ein Kind beim anderen, und beide überlegen sich, was passiert, wenn einer aufwacht und zur Toilette muss oder Durst hat. Die Kinder in der Geschichte wollen sich dann gegenseitig wecken. Paula und Leo finden das richtig gut und versprechen sich, dass sie das auch so machen.
Kurz darauf macht Mama das Licht aus.

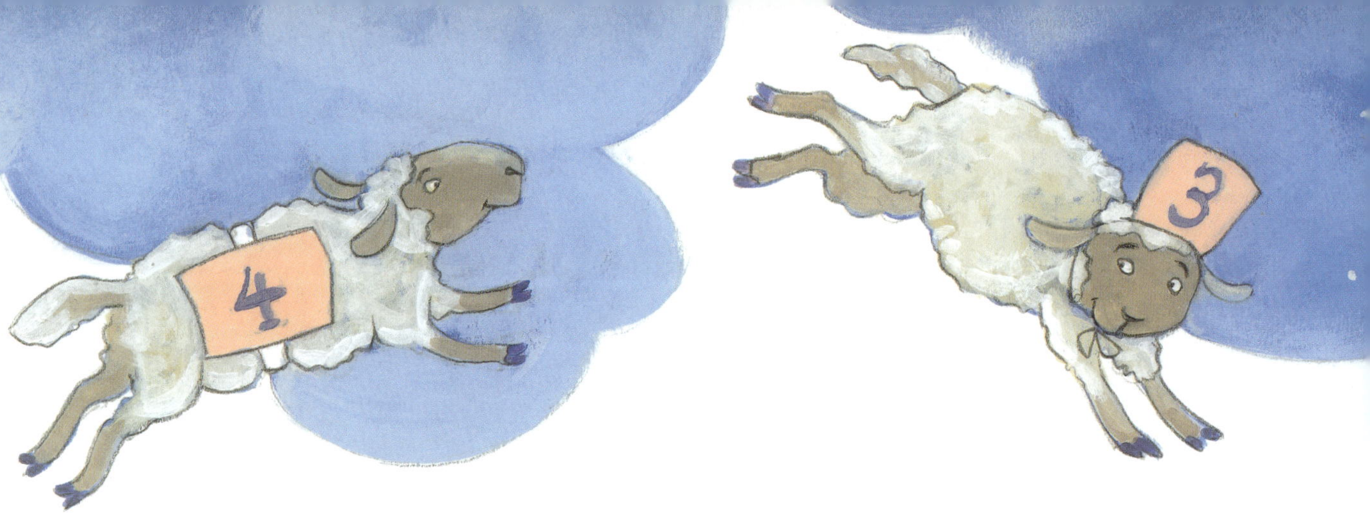

Leo und Paula liegen nebeneinander. Leo drückt seinen Bären. Doch da hat etwas gequietscht. Ganz leise. Hört Paula das denn gar nicht? Da fällt ihm ein, dass Mama immer sagt, er soll Schafe zählen, wenn er nicht einschlafen kann. Und das macht Leo auch: Eins, zwei, drei … Irgendwann ist auch er eingeschlafen.

Mitten in der Nacht wird Leo wach. Wo ist er? Leo reibt sich die Augen. Paula sieht er fast nicht. Alles ist so dunkel. Leo will zu seiner Mama. Auf einmal muss er weinen: »Ich will wirklich zu meiner Mama.«

Paula wird davon wach und fragt ganz leise: »Was ist denn, Leo?« Sie legt den Arm um ihren Freund.

»Ich will zu meiner Mama«, schluchzt Leo, »aber wirklich.«

Da hat Paula eine Idee. Sie nimmt Leos Bären und lässt ihn ganz lieb sagen: »Hallo, Leo, ich bin doch da. Ich bin bei dir.«

»Ich will …«, schluchzt Leo.

Da nimmt Paula einfach seine Hand, hält sie fest und erzählt Leo mit Bärenstimme die Geschichte, die ihnen Paulas Mama erzählt hatte. Die Geschichte von den mutigen Kindern. Dabei merkt sie, dass Leo neben ihr mit seinem Bären im Arm langsam wieder einschläft.

Und wach werden sie erst wieder, als am nächsten Morgen die Sonne ins Fenster scheint.

Leo und Paula sehen sich an und fangen auf einmal an zu lachen. »Wir haben es geschafft, juchhu.« Beide sind sehr stolz.

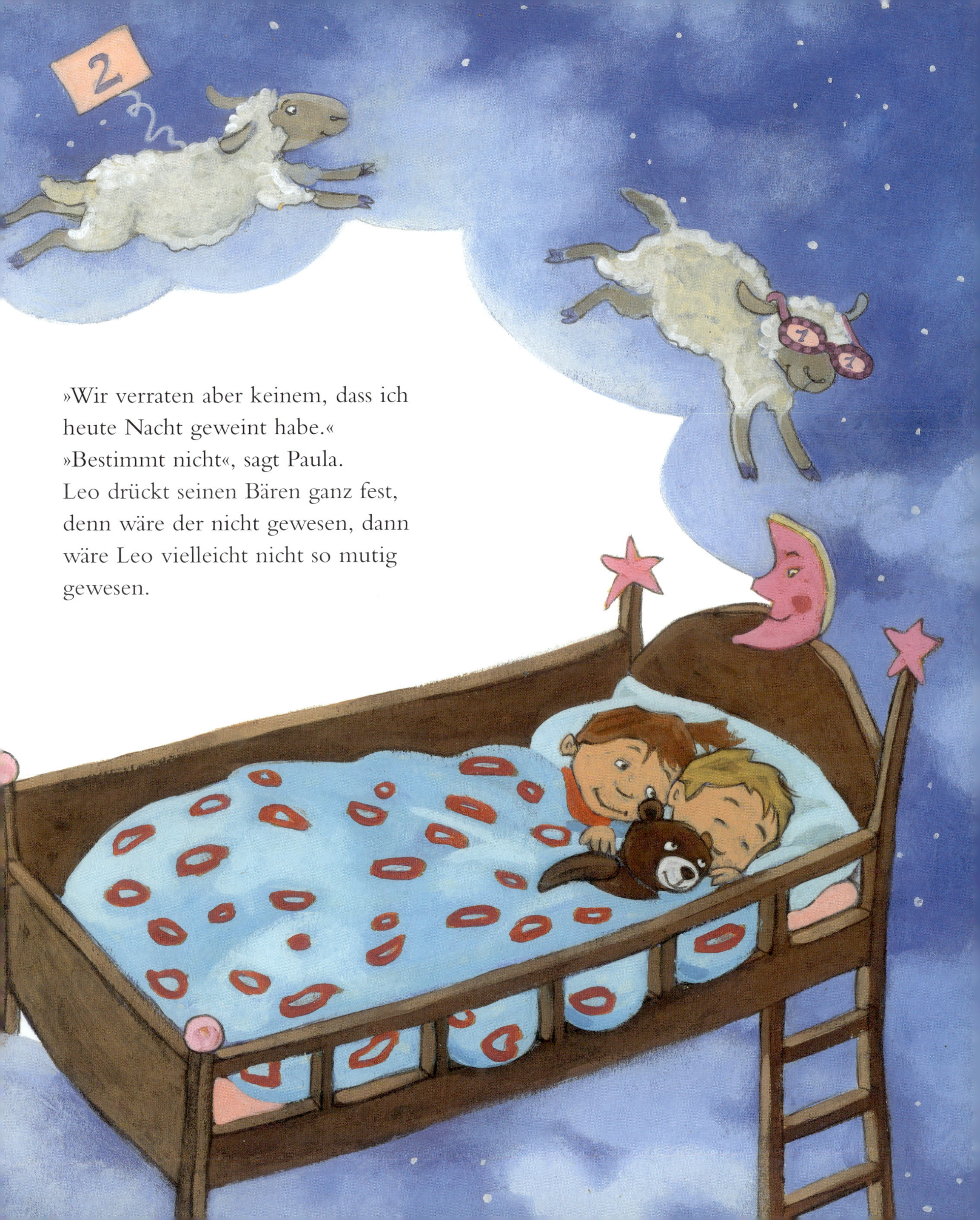

»Wir verraten aber keinem, dass ich heute Nacht geweint habe.«
»Bestimmt nicht«, sagt Paula.
Leo drückt seinen Bären ganz fest, denn wäre der nicht gewesen, dann wäre Leo vielleicht nicht so mutig gewesen.

Jonas und die Riesenrutsche

Jonas ist heute mit seinem Freund Martin im Schwimmbad. Martin will als Erstes von der großen Wasserrutsche rutschen. Die Rutsche ist richtig lang und hat ganz viele Kurven. Jonas findet die auch toll, aber er hat sich noch nie getraut, alleine dort hinunterzurutschen, bisher waren immer Mama oder Papa dabei.
Martin zieht schon an seinem Arm. »Mensch, Jonas«, sagt er, »komm endlich mit.«
»Ich guck erst mal zu.« Jonas stellt sich dahin, wo er die Kinder sehen kann, die am Ende der Rutsche ins Wasser plumpsen. Alle Kinder quietschen, bevor sie in das Becken fallen.
Als Martin unten angekommen ist, geht er zu Jonas und zieht ihn einfach mit. »Komm schon. Das macht riesig Spaß. Du schaffst das auch!«, sagt er.
»Ich schaffe das!«, murmelt Jonas vor sich hin und geht hinter Martin her. »Ich schaffe das bestimmt.«
Jonas stellt sich hinter Martin in die Schlange. Martin dreht sich um. »Du musst einfach nur hinter mir her rutschen!«, sagt er.
Jonas nickt. »Ich schaff das schon.« Dann guckt er nach unten.

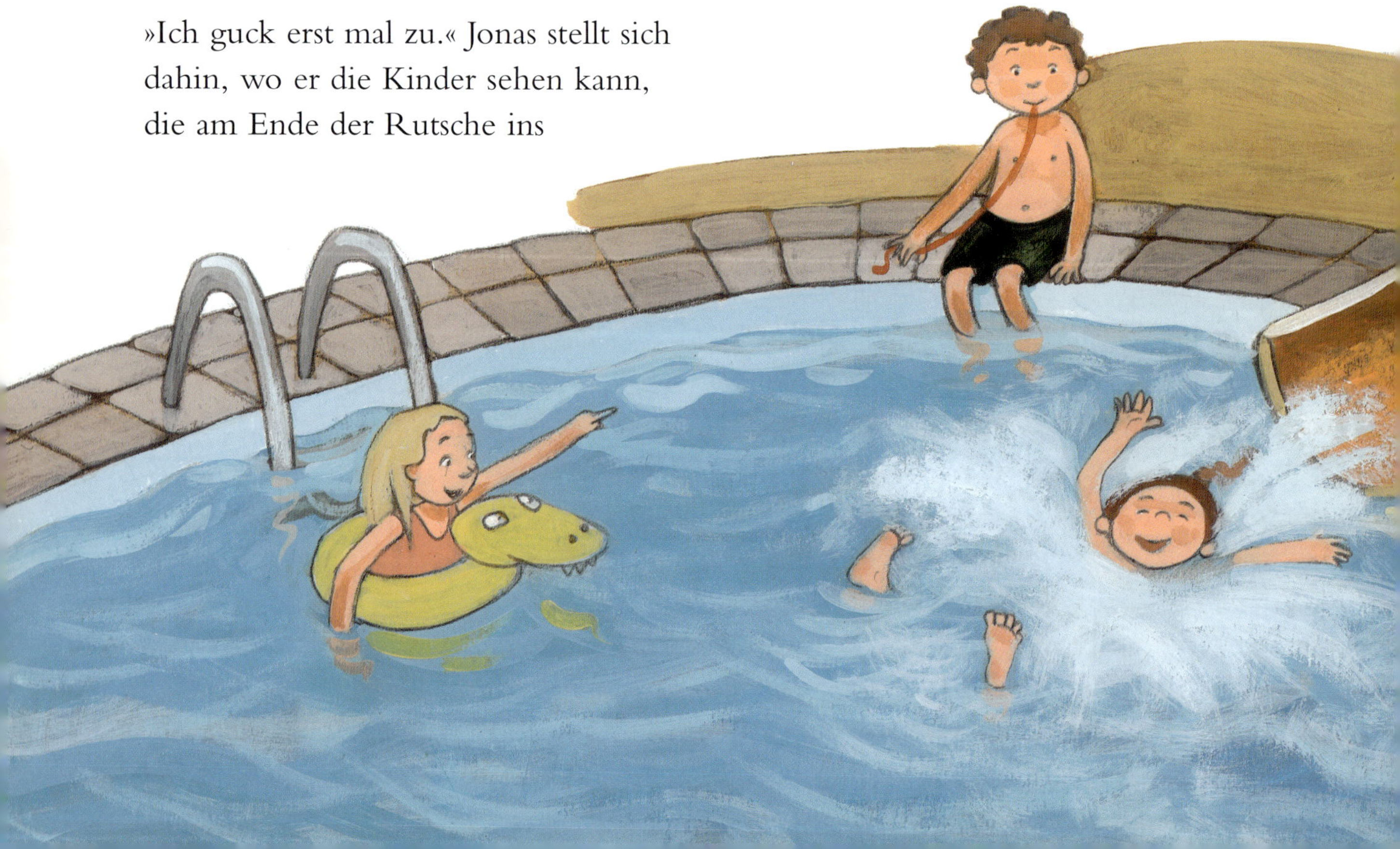

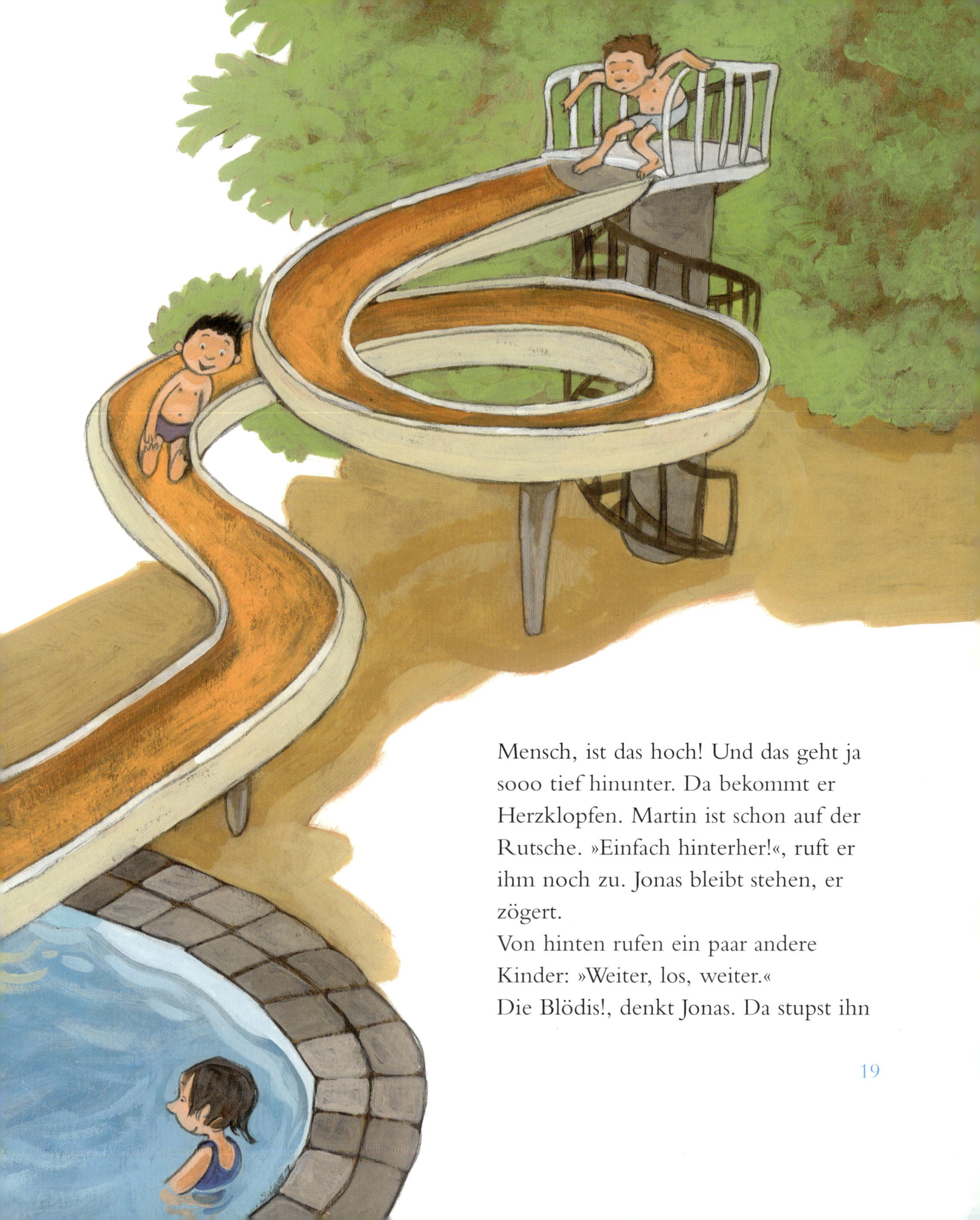

Mensch, ist das hoch! Und das geht ja sooo tief hinunter. Da bekommt er Herzklopfen. Martin ist schon auf der Rutsche. »Einfach hinterher!«, ruft er ihm noch zu. Jonas bleibt stehen, er zögert.
Von hinten rufen ein paar andere Kinder: »Weiter, los, weiter.«
Die Blödis!, denkt Jonas. Da stupst ihn

auf einmal von hinten ein Junge auf die Schulter: »Ich bin Matthias. Sollen wir zusammen rutschen? Zusammen schaffen wir das.«
Jonas nickt. »Ja, zusammen schaffen wir das.« Und er lacht Matthias an.
»Weiter, weiter! Wer klüngelt da so?«, rufen da schon wieder ein paar Kinder.
Da setzt sich Jonas hin, Matthias direkt dahinter, und flutsch, sausen sie los. Das geht so schnell, dass Jonas gar nichts mehr sieht. Der Bauch kribbelt.
Juchhu, möchte er schreien, Hilfe, möchte er schreien. Jetzt die große Kurve. Und da fallen Matthias und Jonas auch schon mit einem großen Platsch ins Wasser. Das war toll und furchtbar aufregend.
Sie rennen zurück bis zur Treppe, wo Martin steht. Die drei Jungen sehen sich an, und alle drei sagen wie von selbst: »Noch mal!«
Und als sie dann vier Mal zusammen gerutscht sind, muss Matthias nach Hause.
Da geht Jonas hinter Martin die Treppe hinauf, steht hinter ihm und rutscht allein.

»Du bist ja klasse«, sagt Martin, als sie beide aus dem Becken klettern.
Da kommt Mama und will die beiden abholen. Sie steht staunend hinter der Glaswand und winkt Jonas und Martin zu. Die beiden ziehen sich schnell um, und als Jonas aus der Umkleidekabine kommt, ruft Mama: »Mensch, Jonas, du bist ja die große Rutsche runtergerutscht. Ganz alleine.«
»Ja«, strahlt Jonas. »Ganz allein. Ich hab das geschafft!«

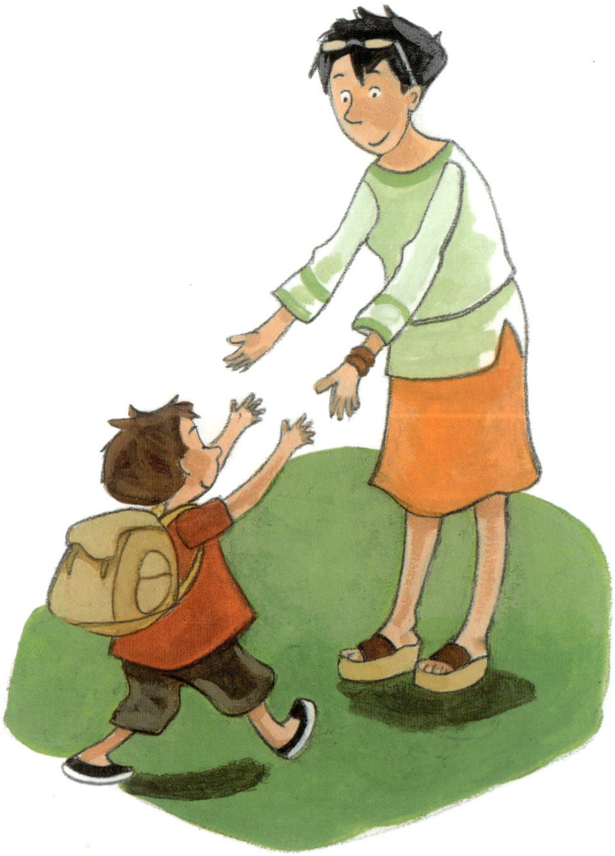

Baby oder Gartenzwerg?

»Eva?«, fragt Pauline vorsichtig ihre kleine Schwester. Aber Eva antwortet nicht. Sie ist wütend und stapft in Richtung Spielplatz. Pauline läuft hinter ihr her.
»Nun warte doch. Können wir uns nicht wieder vertragen?«
»Erst, wenn du mir den neuen Bagger gibst«, sagt Eva.
»Du spinnst wohl.« Pauline ist sofort wieder wütend. »Du blöder Gartenzwerg.«
»Du bist so gemein«, zetert Eva. »Am liebsten hätte ich gar keine Schwester!«
»Und ich würde dich am liebsten verschenken, aber dich will bestimmt keiner haben!«
Dann kommen sie am Spielplatz an. Eva setzt sich auf die große Schaukel und tut so, als ob Pauline Luft wäre.
Da kommt Nicola aus Paulines Klasse: »Wollen wir zusammen wippen?«
»Klar«, antwortet Pauline.

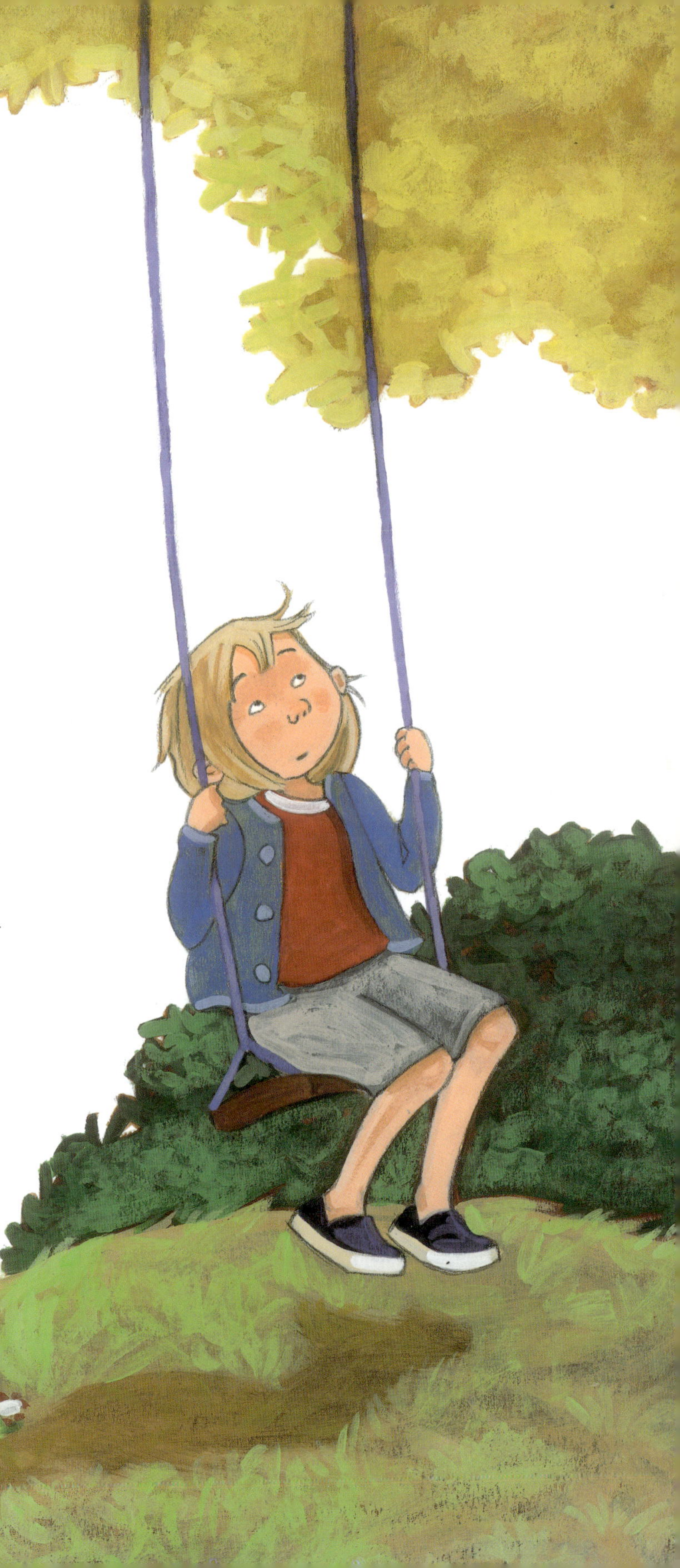

Aber so richtig Spaß macht ihr das nicht. Sie muss immer zu Eva hinübersehen.
Da tauchen drei Jungen auf dem Spielplatz auf. Sie sind furchtbar laut, gucken immer wieder zu den Mädchen und lachen.
»Sind die nicht von unserer Schule?«, fragt Pauline.
Nicola nickt. »Lass uns lieber gehen«, sagt sie, »die machen doch nur Ärger.«
Doch da sind die Jungen schon bei Eva und ärgern sie. Sie schieben die Schaukel an, höher und immer höher!
»Aufhören!«, ruft Eva.
Aber die Jungen machen einfach weiter.
Da schreit Pauline auf einmal: »Stopp! Stopp!«
Die Jungen sehen Pauline an.
»Lasst Eva in Ruhe!«, ruft sie.
Die drei flüstern miteinander, und dann sagt Emil, der Größte der Jungen, laut: »Ich hätte riesige Lust zu wippen. Ihr nicht auch?«
Langsam gehen die drei zur Wippe und lassen Eva auf ihrer Schaukel in Ruhe.
»Komm, wir hauen ab«, sagt Nicola.
»Ich kann doch Eva nicht alleine lassen«, sagt Pauline.
Nicola macht sich aus dem Staub.
»Prima, da ist ja gerade ein Platz frei geworden«, sagt Emil und setzt sich auf das andere Ende der Wippe.
Paulines Herz klopft wie verrückt, sie kriegt vor lauter Angst keinen Ton mehr heraus.
»Na, wie ist es da oben?«, lachen die drei. »So ein Pech, du kommst von alleine ja gar nicht mehr runter!«

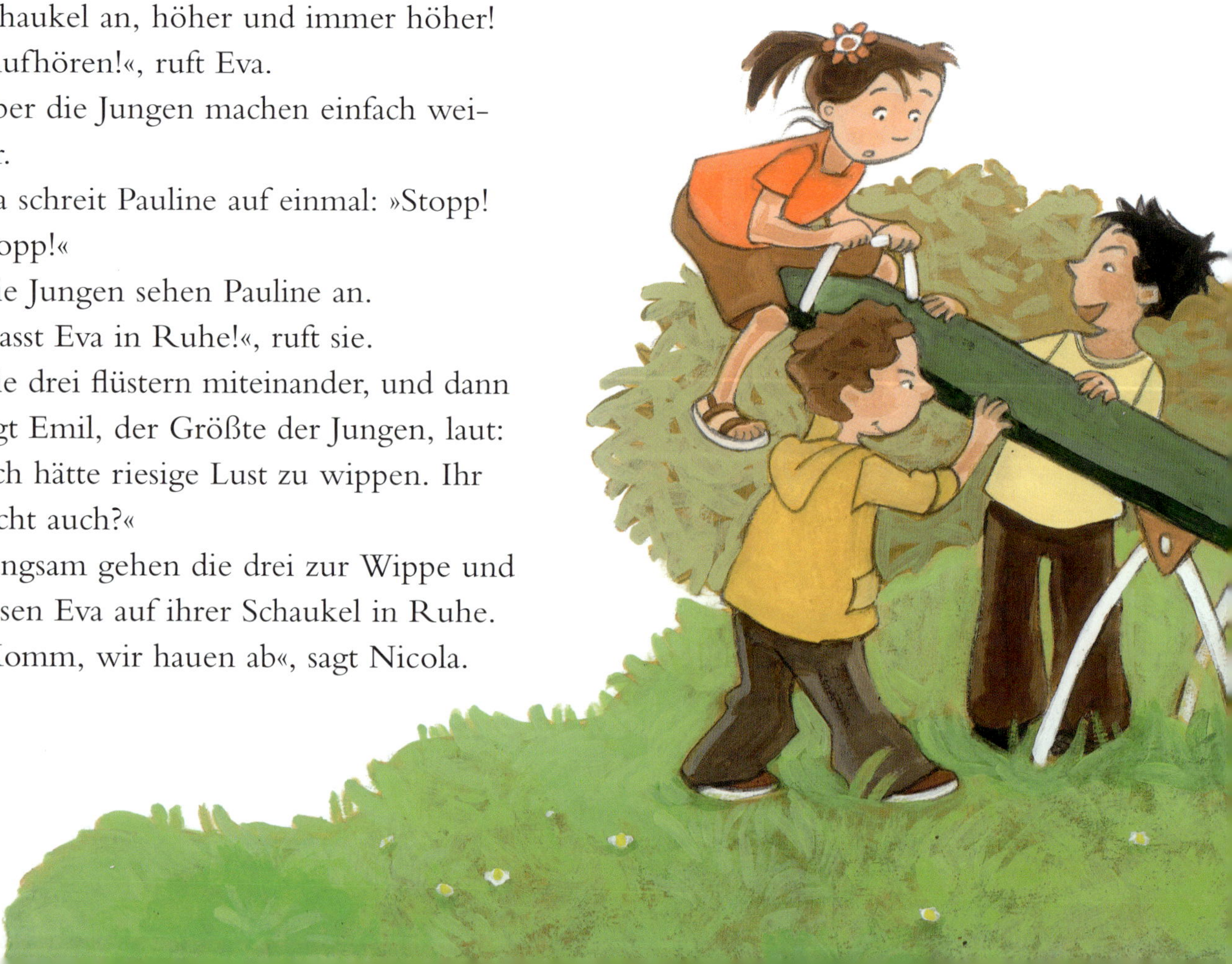

Emil lacht: »Sollen wir dir helfen?« Und sie rütteln und wackeln so lange an der Wippe, bis Pauline herunterfällt. Dabei fällt ihr der Bagger aus der Tasche.
»Ach, wie niedlich«, spottet Emil und nimmt den Bagger in die Hand. »Du spielst mit kleinen Baggern. Und wo hast du deine Babypuppe?«
Die Jungen lachen gemein.
Da springt Eva plötzlich von der Schaukel, stellt sich direkt vor Emil und brüllt ihn an: »Jetzt reicht's!«
Eva versucht jetzt, so zu gucken wie Mama, wenn die wütend ist. »Das hält man ja im Kopf nicht aus«, schimpft sie.
»Babys wie du haben hier gar nichts zu suchen«, meint Emil.

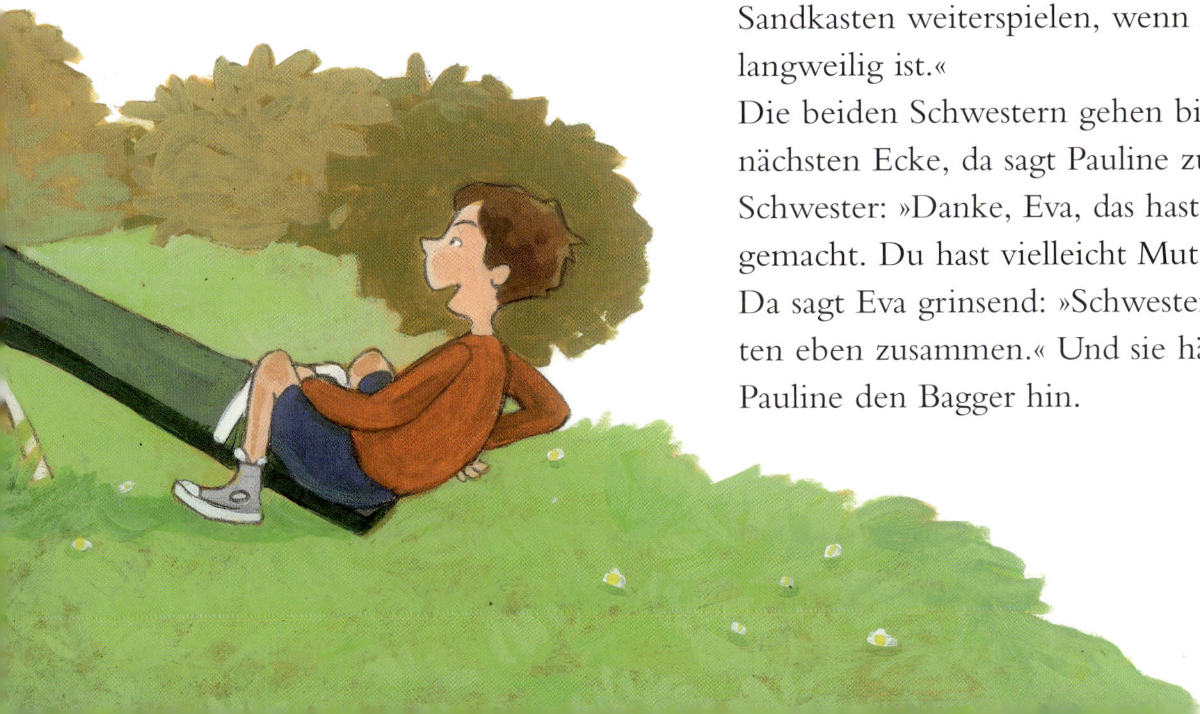

Da wird Eva erst richtig sauer. »Gib meiner Schwester sofort den Bagger zurück«, schnauzt sie.
»Nun hört euch diesen Zwerg an«, lacht Emil.
»Was bin ich denn nun? Baby oder Zwerg? Könntest du dich bitte mal entscheiden. Besonders helle scheinst du ja nicht zu sein.« Eva ist nicht auf den Mund gefallen.
Die beiden anderen Jungen grinsen. Emil ist so verdutzt, dass er gar nichts mehr sagen kann. Da prusten die anderen Jungen los.
»Komm, Pauline, wir gehen«, sagt Eva zufrieden, »und zwar mit unserem Bagger.«
Und sie nimmt Emil einfach den Bagger aus der Hand. »Du kannst ja im Sandkasten weiterspielen, wenn dir langweilig ist.«
Die beiden Schwestern gehen bis zur nächsten Ecke, da sagt Pauline zu ihrer Schwester: »Danke, Eva, das hast du toll gemacht. Du hast vielleicht Mut.«
Da sagt Eva grinsend: »Schwestern halten eben zusammen.« Und sie hält Pauline den Bagger hin.

Weltreise mit Papa

Heute ist es wieder so weit. Anne ist bei ihrer Freundin Greta, Mama arbeitet, die Sonne scheint, es ist Samstag, und Benedikt und Papa machen etwas ganz Besonderes: Sie gehen auf Weltreise.

Papa holt sein Fahrrad aus der Garage und pumpt es auf.

Der Himmel ist blau. Nur ein paar Schäfchenwolken segeln dahin.

»Wir werden doch nicht nass?«, fragt Benedikt.

»Nein, Schäfchenwolken sind keine Regenwolken.«

Papa schiebt den Kindersitz auf sein Rad und setzt Benedikt hinein.

»Lange passt der nicht mehr«, meint Benedikt, »dann brauch ich ein eigenes Fahrrad.«

Benedikt und Papa radeln den schmalen Weg am Bach entlang. Himmel und Wolken fliegen mit.

»Wohin reisen wir heute?«, fragt Benedikt.

»Wohin willst du denn?«, fragt Papa.

»Sollen wir wieder zum Hochsitz, wo wir die Rehe gesehen haben?«

»Oh ja!«

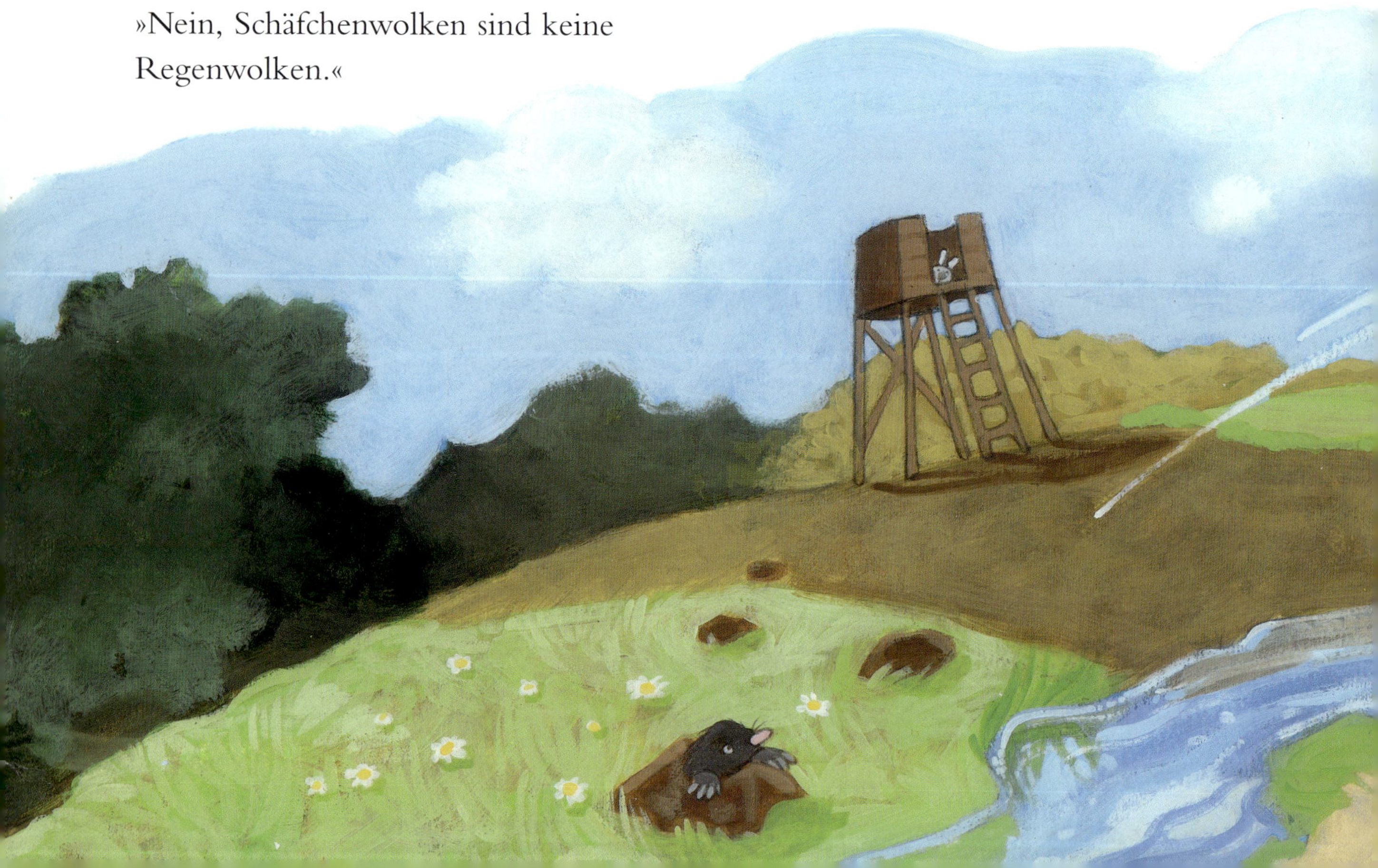

Am Horizont taucht die Kirchturmspitze des Nachbardorfes auf. Bäume und Sträucher sausen rechts und links an ihnen vorbei. Benedikt kneift die Augen zu und zieht den Kopf ein, denn dann hat er das Gefühl, als flöge er an der großen Welt entlang und mitten durch sie hindurch.
»Ist das alles die Welt?«, fragt Benedikt auf einmal seinen Papa.

»Das alles ist die Welt«, sagt Papa.
»Ist die Welt auch der Baum und der Strauch, der Himmel, das Fahrrad und der Maulwurf in der Erde?«
»Ja«, sagt Papa. »Und die Welt ist auch die bunte Blumenwiese da. Und der weite Wolkenhimmel über uns mit Sonne und Wärme.«
Benedikt hält sich an Papa fest, damit er nicht auf einmal vom Sitz fliegt und ganz alleine durch die Welt sausen muss. Dabei lacht er. So schön ist es bei Papa und auf der Welt.

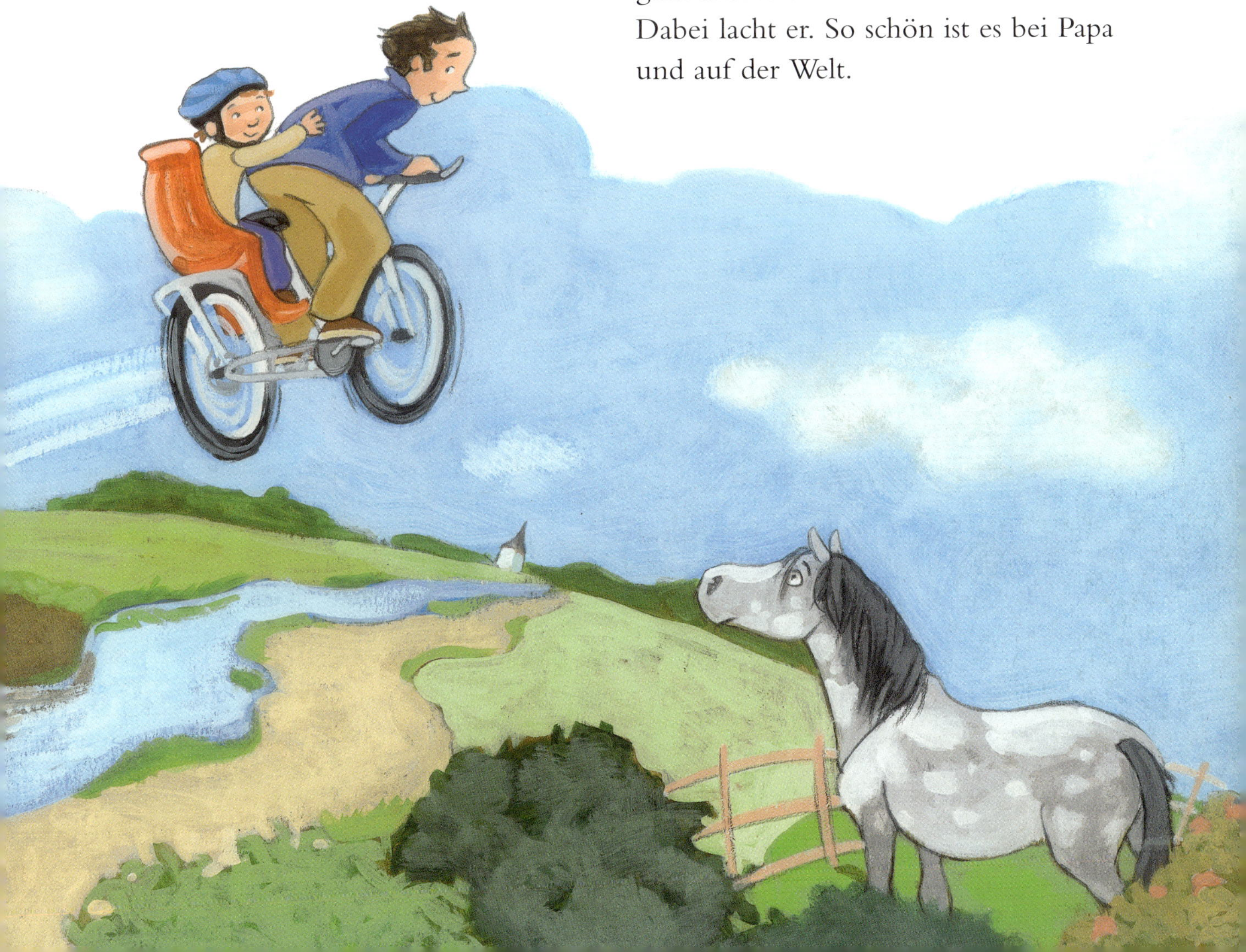

Sie halten an einem See. Papa zeigt Benedikt Disteln und Schafgarbe, ein kleines braunes Mäuschen und glänzende Kieselsteine.

»Die Welt ist schön«, sagt Benedikt staunend. »Darf ich einen Stein mitnehmen? Dann hab ich ein Stück Welt in meinem Zimmer.«

»Natürlich«, sagt Papa. »Das ist eine gute Idee.«

Plötzlich kommt ein furchtbarer Wind auf, dabei ziehen dicke Regenwolken über das Land. Sie bringen Gewitter, Blitz und Donner. Benedikt hat Angst. Aber er kann sich ja an Papas breitem Rücken festhalten, denn sie müssen natürlich ganz schnell nach Hause sausen.

»Gehört das Gewitter auch zur Welt?«, fragt Benedikt durch den Regen hindurch.

»Ja«, sagt Papa.

»Dann ist aber nicht alles schön.«

»Nein, manches in der Welt macht einem Angst, oder man erschrickt.« Papa macht eine Pause. »Aber ein

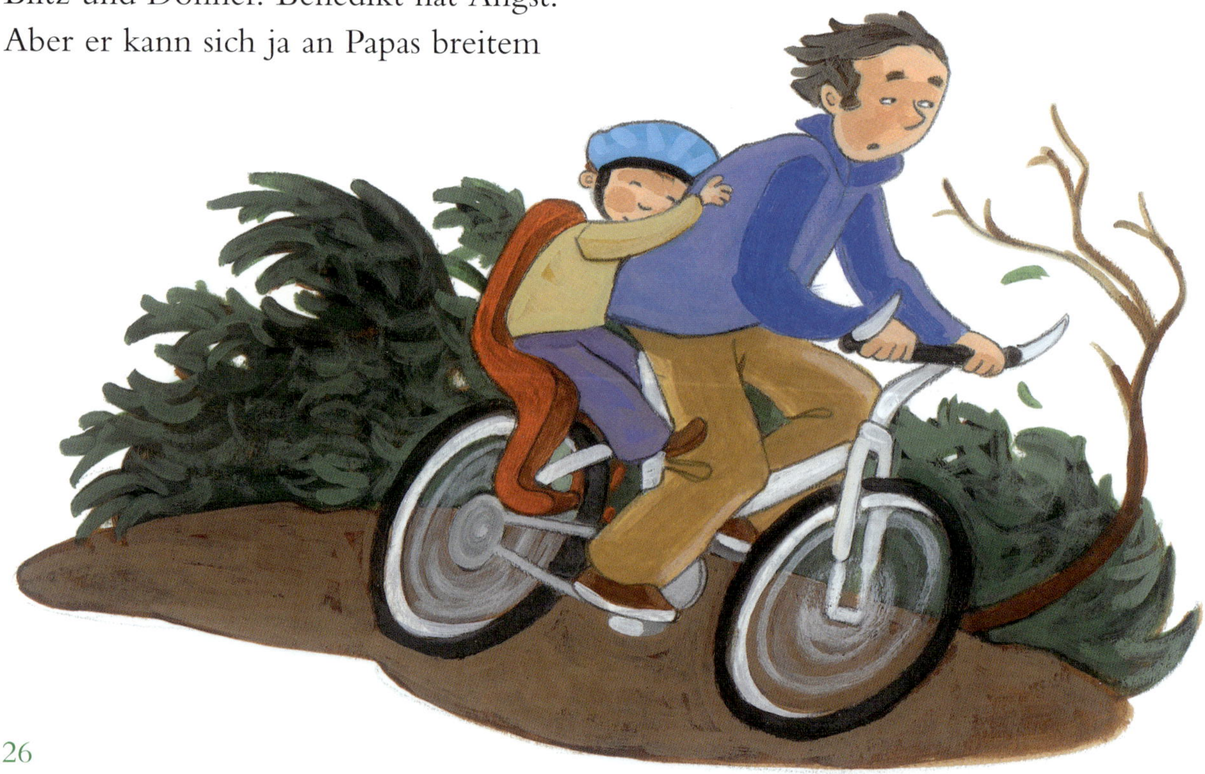

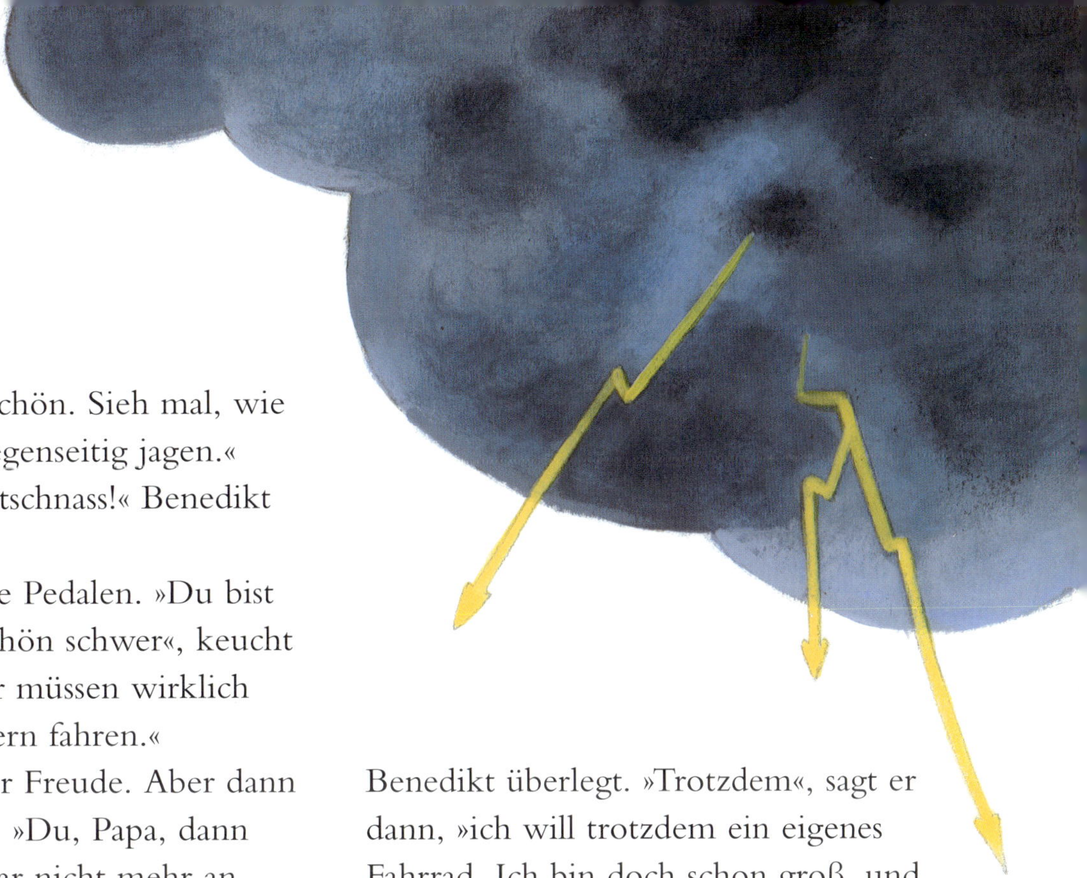

Gewitter ist auch schön. Sieh mal, wie die Wolken sich gegenseitig jagen.«
»Aber man wird pitschnass!« Benedikt muss lachen.
Papa tritt fest in die Pedalen. »Du bist inzwischen ganz schön schwer«, keucht er. »Ich glaube, wir müssen wirklich bald auf zwei Rädern fahren.«
Benedikt juchzt vor Freude. Aber dann fällt ihm etwas ein: »Du, Papa, dann kann ich mich ja gar nicht mehr an deinen Rücken kuscheln!«
»Stimmt«, sagt Papa.

Benedikt überlegt. »Trotzdem«, sagt er dann, »ich will trotzdem ein eigenes Fahrrad. Ich bin doch schon groß, und mutig bin ich auch – sogar bei Gewitter!«

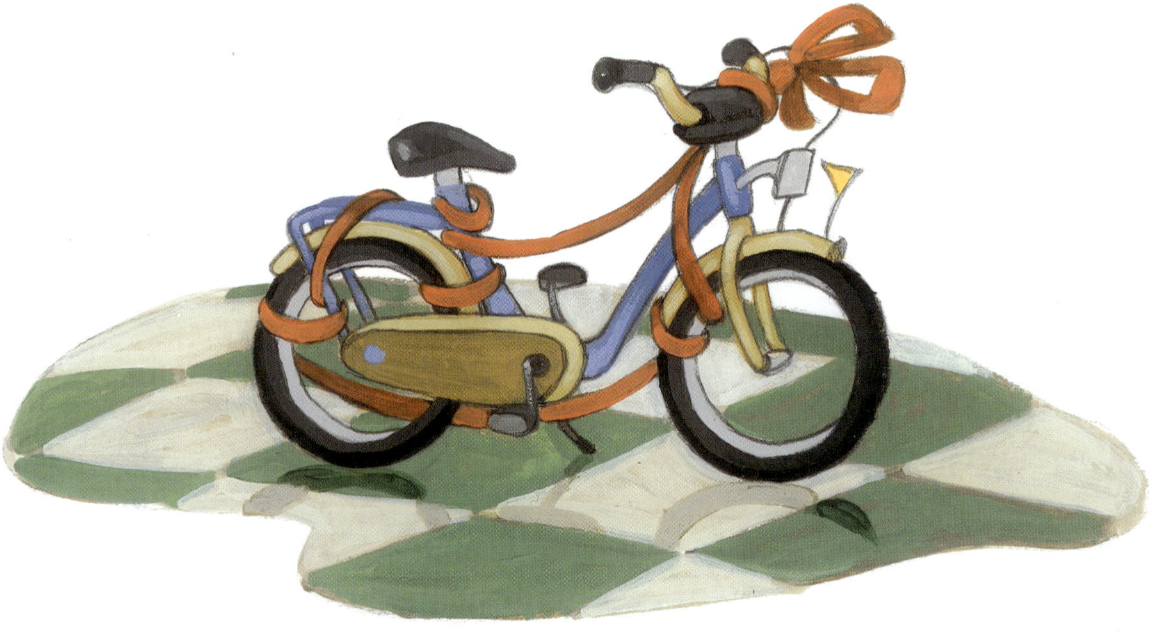

Ich küsse Tante Bo nicht

Gestern hat mir Mama ein Buch vorgelesen. Und da stand drin: »Mein Körper gehört mir, mir ganz allein.« Mama hat mir danach genau erklärt, dass man Nein sagen darf zu einem, der einen küssen will. Und zwar dann, wenn man das selbst nicht will. Sogar zu einem Erwachsenen darf man Nein sagen. »Dafür braucht man aber ganz schön Mut«, hab' ich gemeint und mir die Wange gerieben.

Heute fahren wir zu Tante Bo. Vor Tante Bo habe ich fast ein bisschen Angst. Tante Bo küsst mich immer, schleckt mich fast ab. Iiiihh. Ich mag Tante Bo, aber ich mag Tante Bo nicht küssen. Mein Körper gehört mir. Jawohl!
Unser Auto hält vor Tante Bos Haus. Wir steigen aus. Mama drückt Tante Bo, und sie geben sich gegenseitig ganz viele Küsschen, Papa drückt Tante Bo, und sie geben sich bestimmt auch noch mal 5000 Küsse. Ich gebe Tante Bo die Hand.

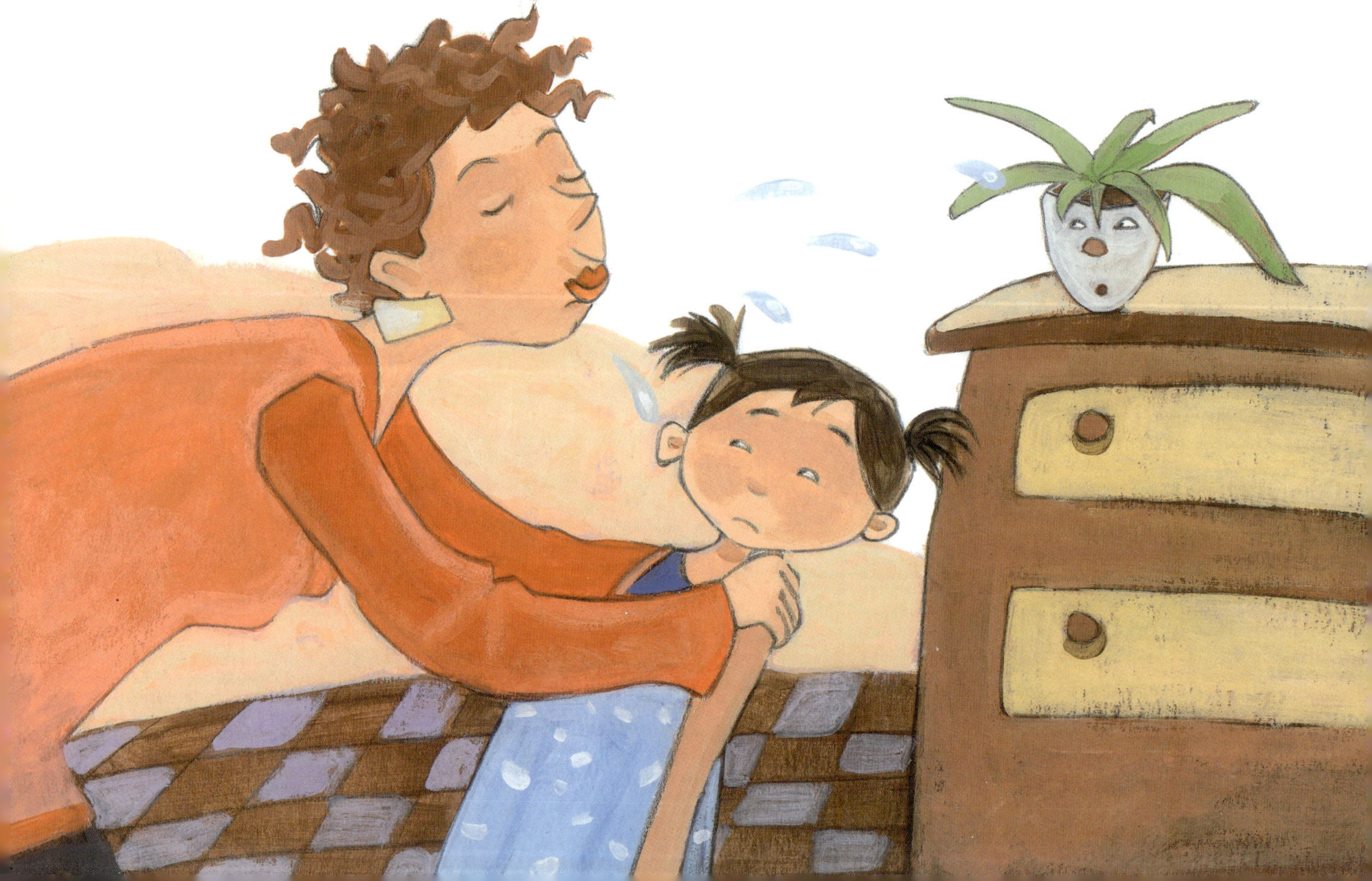

»Willst du mir kein Küsschen geben?«, fragt Tante Bo.
Da schaue ich ihr in die Augen und sage: »Nein.«
»Warum denn nicht?«, fragt Tante Bo.
»Weil ich nicht will«, sage ich, »mein Körper gehört mir.«
Tante Bo zieht die Augenbrauen hoch. Mama zieht die Augenbrauen hoch. Und Papa auch. Dann setzen sich alle an den Tisch und trinken Kaffee. Ich male. Für so langweilige Nachmittage nimmt Mama immer Malstifte und Papier für mich mit. Ich male das Haus von Tante Bo. Und mich und Tante Bo auf der Bank im Garten. Das Bild schenke ich Tante Bo. Da fragt sie erstaunt: »Warum schenkst du mir denn das Bild?«
»Weil ich dich lieb habe, Tante Bo.«
Tante Bo schaut mich lange an und sagt leise »Danke« und lächelt.
Beim Abschied umarmen sich Mama und Tante Bo und geben sich ganz viele Küsschen. Und Papa gibt Tante Bo auch ganz viele Küsschen. Und ich? Ich mache es genauso wie vorher. Ich küsse Tante Bo nicht, sondern gebe ihr die Hand. Mein Körper gehört nämlich mir.
Tante Bo sieht mich mit hochgezogenen Augenbrauen an. Dann beugt sie sich zu mir herunter. Erst denke ich, dass sie mir doch noch einen Kuss geben will, aber sie flüstert mir etwas in Ohr: »Ich mag diese ganze Küsserei auch nicht. Wie schön, dass ich dir die Hand geben darf!«

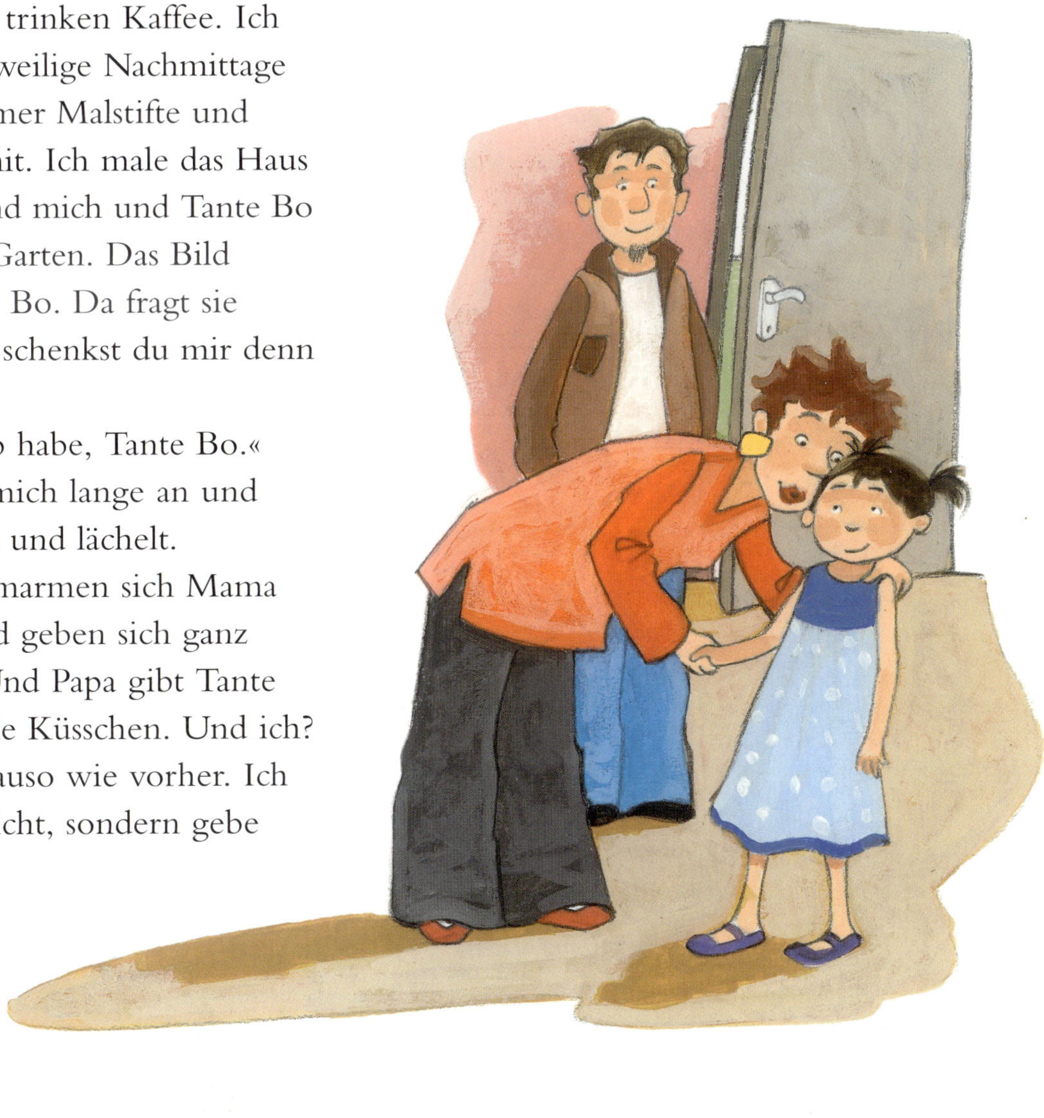

Liebe Eltern, liebe Erzieherinnen und Erzieher,

Mut finden wir alle gut. Wir freuen uns, wenn unsere Kinder Mut beweisen. Wenn sie also selbstständig sind, sich etwas trauen, für sich und Freunde einstehen, sich nicht so schnell einschüchtern lassen. Dann äußert Mut sich in selbstbewusstem Handeln. Mut soll nicht mit Waghalsigkeit oder draufgängerischem Verhalten verwechselt werden, da dabei leicht ein Schaden die Folge sein kann, wie in »Übermut ist niemals gut«. Manche Kinder, scheint es, verhalten sich ohne große Erziehungsmaßnahmen der Erwachsenen in diesem Sinne mutig, andere neigen zu Waghalsigkeit, und eine ganze Menge wieder anderer Kinder sind eher schüchtern und trauen sich wenig.

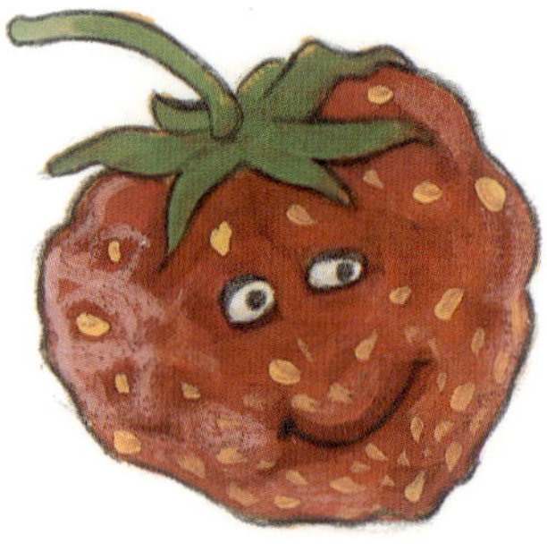

Wie viel oder wenig Mut ist also in Ordnung, wann müssen wir Erwachsenen etwas tun, was können wir überhaupt tun?
Was in Ordnung ist, das wird sicher unterschiedlich bewertet und kann nicht allgemein beantwortet werden. In jedem Fall sollte aber da etwas unternommen werden, wo aus »mutigem« Verhalten Schaden für das Kind oder seine Umgebung droht. Ebenso sollten die Kinder Hilfe bekommen, die vor Schüchternheit keine Freunde finden oder sich nicht trauen, irgendwo mitzumachen.
Die meisten Kinder befinden sich irgendwo zwischen diesen Extremen. Ich glaube, wir müssen uns als Erwachsene erst einmal klar machen, wie wir uns unsere Kinder wünschen. Und: Sind wir selber in der Lage, unseren Kindern ein ähnliches Verhalten vorzuleben? Stehen wir mutig für unsere Kinder oder andere ein, wenn sie schlecht behandelt werden? So wie Eva in »Baby oder Gartenzwerg?«. Unterstützen wir unser Kind, eine »Tante Bo« in Grenzen zu weisen? Wie machen wir uns Mut für wichtige berufliche Termine?

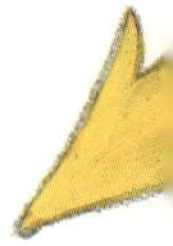

Auch beim Mut lernen und kopieren Kinder automatisch, was sie von ihren wichtigsten Bezugspersonen, meist den Eltern, vorgelebt bekommen. Sie dürfen merken, dass auch wir manchmal Angst haben oder aufgeregt sind und erst Mut schöpfen müssen, dann aber vieles schaffen, vor allem, wenn wir zusammenhalten. So wie Oma und Jana das in »Oma, wie wächst Mut?« besprechen. Oder wie bei Jonas auf der Riesenrutsche.
Damit Kinder ihre Angst überwinden können, brauchen sie als Basis eine sichere Geborgenheit, wie sie bei der »Weltreise« und oft zwischen den Zeilen zu spüren ist. Aber: Sichere Geborgenheit darf nicht verwechselt werden mit einer Behütung, die Mut nimmt und unselbstständig hält. So trauert Benedikt in der »Weltreise« dem Fahrradsitz ein bisschen hinterher – und sein Papa sicherlich auch, denn er muss auch loslassen. Nur so schafft Benedikt aber den nächsten Schritt, mutig sein eigenes Rad zu fahren. Auch Lotte braucht das Vertrauen ihrer Mutter, um alleine einkaufen zu können und Neues zu probieren. Stellvertretend für Mama oder Papa kann auch ein Bär – wie bei Leo – helfen, Mut zu machen und zu behalten.
Viele Kinder profitieren davon, wenn sie aufregende Situationen vorher schon durchdenken und »Probe handeln« können. Wo könnte ich mich wie verhalten? Und genau dabei können diese Mutgeschichten helfen.
Nur Mut!

Ihre Dr. Anne Bischoff, Ärztin in der Kinder- und Jugendpsychiatrie und -psychotherapie

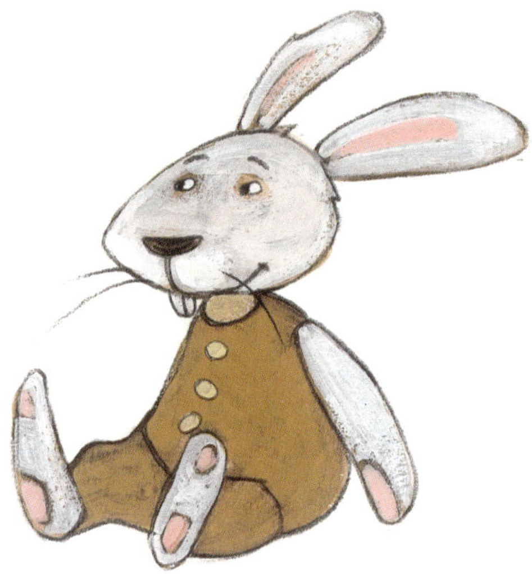

Vorlesegeschichten, die Kinder stark machen

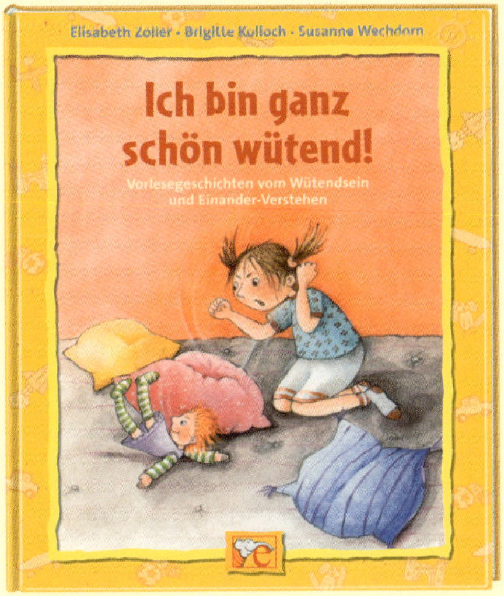

Elisabeth Zöller · Brigitte Kolloch
Ich bin ganz schön wütend!
Vorlesegeschichten vom Wütendsein und Einander-Verstehen
Ab 3 Jahren · 32 Seiten
ISBN 978-3-7707-5964-4

- für Kinder im Kindergarten- und Vorschulalter
- viele farbige Bilder
- Nachwort für Eltern und ErzieherInnen

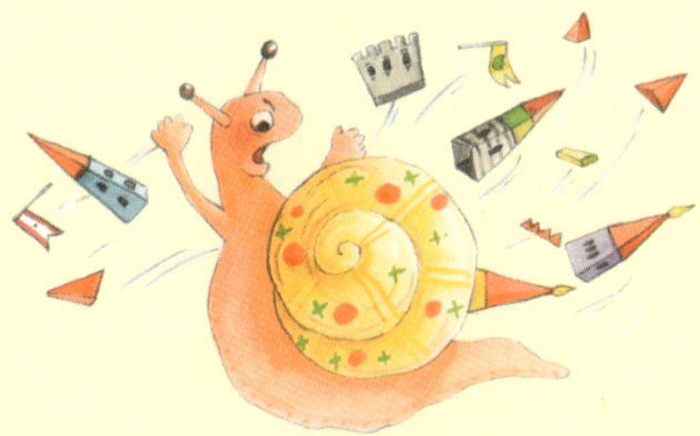

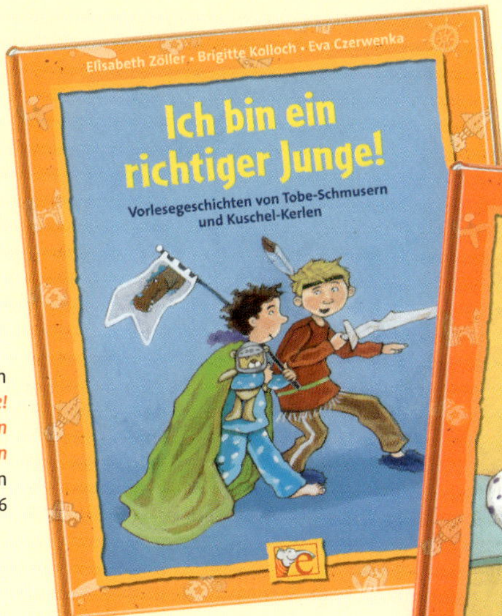

Elisabeth Zöller · Brigitte Kolloch
Ich bin ein richtiger Junge!
Vorlesegeschichten von Tobe-Schmusern und Kuschel-Kerlen
Ab 3 Jahren · 32 Seiten
ISBN 978-3-7707-5960-6

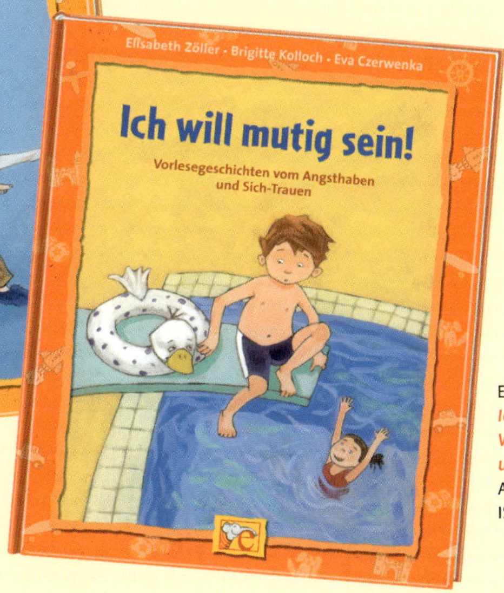

Elisabeth Zöller · Brigitte Kolloch
Ich will mutig sein!
Vorlesegeschichten vom Angsthaben und Sich-trauen
Ab 3 Jahren · 32 Seiten
ISBN 978-3-7707-5963-7

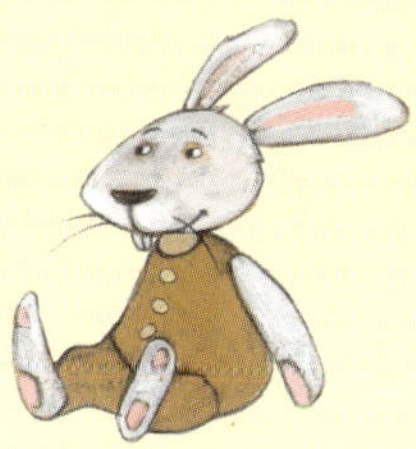